Tarang Chadha Arora
Deval Arora
Piyali Bhattacharya

Tendências Recentes da Estética na Odontologia Pediátrica

Tarang Chadha Arora
Deval Arora
Piyali Bhattacharya

Tendências Recentes da Estética na Odontologia Pediátrica

ScienciaScripts

Imprint

Any brand names and product names mentioned in this book are subject to trademark, brand or patent protection and are trademarks or registered trademarks of their respective holders. The use of brand names, product names, common names, trade names, product descriptions etc. even without a particular marking in this work is in no way to be construed to mean that such names may be regarded as unrestricted in respect of trademark and brand protection legislation and could thus be used by anyone.

Cover image: www.ingimage.com

This book is a translation from the original published under ISBN 978-3-659-92463-7.

Publisher:
Sciencia Scripts
is a trademark of
Dodo Books Indian Ocean Ltd. and OmniScriptum S.R.L publishing group

120 High Road, East Finchley, London, N2 9ED, United Kingdom
Str. Armeneasca 28/1, office 1, Chisinau MD-2012, Republic of Moldova, Europe
Printed at: see last page
ISBN: 978-620-5-75987-5

TENDÊNCIAS RECENTES DA ESTÉTICA EM ODONTOLOGIA PEDIÁTRICA

CONTEÚDO

<u>INTRODUÇÃO</u>

A estética é a ciência da beleza: aquele detalhe particular de um objecto animado ou inanimado que o faz impressionar aos olhos. Nos tempos recentes, dentes brancos bem contornados e bem alinhados colocam o costume da beleza. Com a crescente receptividade das opções estéticas disponíveis, existe um requisito superior para a solução de problemas desagradáveis, tais como cáries em mamadeira, dentes malformados e descoloridos, defeitos hipoplásicos, fracturas dentárias e bruxismo em crianças.[1]

Apesar da introdução de várias técnicas inovadoras para restaurar lesões cariosas nos incisivos primários, continua a ser um desafio para o clínico satisfazer o paciente de forma eficaz.[2] Com a crescente consciencialização geral, muitas crianças, mesmo com 3 anos de idade, estão a tornar-se conscientes da sua aparência. A restauração satisfatória destes dentes, melhorando a estética juntamente com a gestão do espaço e da função tem sido um desafio para os dentistas pediátricos.[3]

O traumatismo dentário anterior é uma forma comum de lesão que afecta principalmente crianças e adolescentes. Estima-se que cerca de um quarto da população com idade inferior a 18 anos sofre lesões traumáticas sob a forma de fractura da coroa anterior. (Murchison et al, 1999, Petti e Tarsitani, 1996) noventa e seis por cento destas lesões traumáticas envolvem incisivos superiores (80% incisivos centrais e 16% incisivos laterais) (Andreasen e Ravn, 1972)[4]

A restauração estética dos dentes anteriores primários pode ser especialmente desafiante devido ao pequeno tamanho dos dentes, proximidade da polpa à superfície do dente, esmalte relativamente fino e área de superfície para colagem, questões relacionadas com o comportamento da criança e finalmente o custo do tratamento. Para além de um compromisso em estética, a destruição dentária pode também levar ao desenvolvimento de hábitos parafuncionais como o empuxo da língua e problemas de fala, problemas psicológicos, eficiência mastigatória reduzida e perda da dimensão vertical da oclusão.[2]

A procura de restaurações da cor dos dentes e um sorriso mais atractivo passou agora as fronteiras de profissionais exclusivos, especialistas e centros estéticos para todo o mundo. Como as restaurações esteticamente agradáveis de dentes jovens malformados ou descoloridos têm sido um problema perplexo para os dentistas, nos últimos anos uma abordagem conservadora para melhorar o aspecto estético levou a uma utilização generalizada dos materiais recentes na odontologia estética.[5]

A crescente atractividade das restaurações dentárias coloridas tem promovido a investigação nesta área particular de material dentário durante os últimos anos. Tentativas foram feitas para alterar o tipo de obturação ou tamanho do obturação e a sua salinização superficial, alterando a cinética de polimerização de matrizes de resinas e a eficiência da conversão de monómeros, tem sido influenciada. O reforço da resina com micro fibras de vidro com substrato de compósito reforçado com fibra (FRC) e a optimização do conteúdo de filler estão entre os métodos que foram estudados.[6]

Tem havido um aumento na utilização de novos materiais restauradores. A razão é uma melhoria na tecnologia de enchimento e a procura pública de mais restaurações estéticas. Pode-se criar preparações cavitárias mais pequenas que resultam em mais estrutura dentária remanescente e há menos necessidade de retenção mecânica.[7]

Foram apresentados muitos eventos notáveis no desenvolvimento da arte e ciência da odontologia restaurativa e de reabilitação. Não só a necessidade tem sido a mãe da invenção", como muitos indivíduos têm demonstrado brilhantismo independente nas suas inovações e fabricações. As metodologias de gestão para a reabilitação de dentes fracturados ou em falta continuam a crescer e a enriquecer-se à medida que os desenvolvimentos mais recentes se aperfeiçoam. Assim, a era actual da dentisteria cosmética que tem sido uma bênção para o público e para a profissão.

1.MATERIAIS RESTAURADORES

CIMENTO DE IONÓMERO DE VIDRO

Introdução

Há uma necessidade contínua de novidades na medicina dentária com origem na mudança das percepções profissionais, na mudança das exigências do paciente e no progresso das possibilidades industriais. A alteração das percepções profissionais vem juntamente com o aumento da consciência de que o tratamento da cárie não é meramente técnico, mas requer uma abordagem biomédica, que são possíveis técnicas menos invasivas, que a biocompatibilidade requer um interesse acrescido, que existem novas possibilidades desafiantes e que existem novos mercados".[8]

Na odontologia, a adesão de materiais restauradores à substância dentária é um objectivo importante. Acredita-se que um restaurativo deve assemelhar-se ao dente em todos os aspectos. Os cimentos de ionómero de vidro são um dos produtos desenvolvidos nesta direcção devido à sua fiável adesão química e à sua aparente capacidade de promover a remineralização da dentina 'afectada'.[9,10] Croll define os materiais de ionómero de vidro como *"um tipo de material de enchimento que se liga aos dentes"*.[1]

A invenção do cimento de ionómero de vidro resultou de estudos fundamentais anteriores sobre cimentos de silicato dentário e estudos em que o ácido fosfórico em cimentos de silicato dentário foi substituído por ácidos quelatantes orgânicos. Foi auxiliado por trabalhos sobre o cimento de policarboxilato de zinco, nos quais Smith mostrou que os cimentos dentários que exibiam a propriedade de aderência podiam ser preparados a partir do ácido poliacrílico. O cimento de ionómero de vidro foi assim descrito como um híbrido de cimentos de silicato dentário e policarboxilatos de zinco.[9]

As lesões cervicais não cariocas são um problema dentário desafiante que requer atenção profissional. A incidência de lesões cervicais não-carianas aumenta com a idade e está associada a doentes de meia-idade. A resina composta e os cimentos de ionómero de vidro (GlCs) foram indicados como os materiais de restauração de escolha para estes casos. Os GIC, contudo, têm uma gama mais vasta de aplicações clínicas em lesões cervicais não cariosas. Estes materiais são capazes de formar ligações satisfatórias com esmalte e dentina, libertam flúor durante um período prolongado, promovem uma boa resposta biológica (biocompatibilidade) e têm um coeficiente de expansão térmica próximo do das estruturas dentárias.[12]

Desenvolvimento Histórico

O desenvolvimento de amálgamas, ouro e materiais restauradores de porcelana na primeira metade do século 19th estimulou o desenvolvimento de cimentos dentários como materiais de cimentação e revestimento e como materiais restauradores mais estéticos. No final do primeiro quarto do século XX foram estabelecidos três tipos básicos de cimentos: óxido de zinco eugenol (1875), fosfato de zinco (1879) e cimento silicatado (1908) para a colagem de incrustações, coroas, postes, pontes e bandas ortodônticas sobre ou dentro do dente e como forros de cavidades, bases e material de preenchimento.[13]

Os ionómeros de vidro são fundamentalmente hidrofílicos, e os compósitos dentários são hidrofóbicos. A presença de água nos ionómeros de vidro torna difícil fornecer a mesma estética e resistência mecânica que os compósitos.[7] No início dos anos sessenta tornou-se evidente que os materiais hidrofílicos capazes de molhar e reagir com hidroxiapatita (HA) e/ou o tecido dentário da fase colagénica (dentina) eram necessários para uma ligação duradoura à estrutura dentária. Devido à presença de hidroxiapatite tanto no esmalte como na dentina, os reagentes que quelatam ou complexos ao cálcio pareciam mais promissores. Nesta altura, havia um interesse crescente em sistemas de polielectrólitos solúveis em água contendo ácidos cítricos e policarboxílicos.

Em 1963, o potencial do ácido poliacrílico para aderir ao tecido dentário foi investigado pela primeira vez. Esta qualidade adesiva era devida à capacidade dos ácidos poliacrílicos de se complexarem com cálcio e à formação de ligações de hidrogénio com polímeros orgânicos comparáveis ao colagénio. Como resultado, materiais contendo cargas, fluoretos e copolímeros como o ácido policarboxílico tornaram-se comercialmente disponíveis. Para além da sua biocompatibilidade e boas propriedades físicas, tais como alta resistência à compressão, a principal novidade destes cimentos de poliacrilato era o seu potencial de ligação de iões à fase de hidroxiapatite da dentina e esmalte.

Os cimentos de ionómero de vidro foram desenvolvidos por **Wilson e Kent** e têm sido utilizados na odontologia desde 1969 com uma estética melhorada pela modificação da relação Alumina/Sílica no vidro de silicato. Verificou-se que os vidros com elevado teor de flúor reagiam com ácidos policarboxílicos e, empregando o efeito chave do ácido tartárico nas propriedades de fixação, o primeiro cimento prático de ionómero de vidro (ASPA) foi introduzido no mercado em 1972. A evolução do GIC nas últimas décadas resultou em mudanças tanto no componente pó de vidro como no ácido policarboxílico. Neste período, a experiência clínica evidenciou as vantagens e desvantagens práticas do sistema GIC. Os princípios do actual GIC são bem compreendidos, o que, por sua vez, levou a melhores formulações e técnicas altamente reprodutíveis.[13]

Reacção do Cimento de Ionómero de Vidro

Etapa 1: Dissolução - No início da reacção, a superfície das partículas de vidro é atacada pelo poliácido. Isto resulta na dissolução da superfície das partículas de vidro que libertam iões de cálcio e alumínio, levando à formação de um sol de cimento.

Fase 2: Precipitação de sais; gelificação e endurecimento - Nesta fase, os iões de cálcio e alumínio ligam-se aos grupos policarboxilato. O conjunto clínico inicial é devido à ligação cruzada dos iões de cálcio mais prontamente disponíveis. Esta reacção é completa dentro de 4-10 minutos após a mistura. A maturação ocorre nas 24 horas seguintes quando os iões de alumínio se ligam dentro da matriz de cimento para formar uma ligação cruzada mais rígida entre as cadeias de policarboxilato. Os iões sódio e flúor não participam na reticulação do cimento. As porções não reagidas das partículas de vidro são embainhadas por um gel de sílica que se desenvolve durante a remoção dos catiões da superfície das partículas.

Fase 3: Hidratação dos sais - Durante a fase de maturação, há uma hidratação progressiva dos sais da matriz que leva a uma melhoria acentuada das propriedades físicas do cimento.[14]

Classificação dos Cimentos de Ionómero de Vidro

Tipo I	:	Para Luting
Tipo-II	:	Para Restaurações
Tipo-III	:	Revestimentos e bases
Type-IV	:	Acumulação do núcleo

Composição dos Cimentos de Ionómero de Vidro
Pó

O pó é um vidro de fluoro-alumino silicato de cálcio solúvel em ácido. É semelhante ao do silicato, mas tem uma proporção alumina-sílica mais elevada. Isto aumenta a sua reactividade com o líquido.

Sílica (SiO_2)-29,0%
Alumina ($Al\,O_{23}$)-16,6%

Fluoreto de cálcio (CaF_2)-34,3%
Fluoreto de alumínio (AlF_3)-5,3%
Fluoreto de alumínio de sódio ($Na_3\ AlF_6$)-5%

Fosfato de alumínio ($AlPO_4$)-9,9%
Lanthanum, bário,   traços de estrôncio

Líquido
Anteriormente, o líquido era uma solução aquosa a 50% de ácido poliacrílico. Era muito viscoso e tinha uma tendência para gelificar.[14]

Ácido poliacrílico, ácido Itacónico, ácido Maleico -40-55%
Ácido   tartárico-5-15%
                                         Água-30%

Propriedades do Cimento Ionómero de Vidro

(i)   *Aderência*
Ao colar um material restaurador à estrutura dentária, a cavidade é teoricamente selada, protegendo a polpa, eliminando cáries secundárias e evitando fugas nas margens. Isto também permite que as formas da cavidade sejam mais conservadoras e, em certa medida, reforça o dente restante, integrando o material restaurador com as estruturas dentárias. A ligação entre o cimento e os tecidos duros dentários é conseguida através de uma troca iónica na interface. As cadeias de Polyalkenoate entram na superfície molecular da apatite dentária, substituindo os iões fosfatos. Os iões de cálcio são deslocados igualmente com os iões de fosfato, de modo a manter o equilíbrio eléctrico. Isto leva ao desenvolvimento de uma camada de cimento enriquecida com iões que está firmemente ligada ao dente.

(ii)   *Adaptação de Margens e Fuga*
O coeficiente de expansão térmica dos cimentos de ionómero de vidro convencionais é próximo do dos tecidos duros dentários e tem sido citado como uma razão significativa para a boa adaptação da margem das restaurações de ionómero de vidro. Um estudo *in vitro* demonstrou que os cimentos convencionais de ionómero de vidro eram menos fiáveis nas margens de selagem do esmalte do que a resina composta. Embora os cimentos de ionómero de vidro modificados com resina

mostram uma maior resistência de ligação aos tecidos duros dentários do que os materiais convencionais, exibem resultados variáveis em testes de microinfiltração.

(iii) *Libertação de flúor*
O flúor é libertado do pó de vidro no momento da mistura e fica livre dentro da matriz. Pode portanto ser libertado sem afectar as propriedades físicas do cimento. Como resultado, tem sido sugerido que os cimentos de ionómero de vidro serão clinicamente cariostáticos. Esta hipótese é apoiada por alguns estudos *in vitro* utilizando um modelo de cárie artificial em que se encontrou menos descalcificação nas cavidades restauradas com cimentos de ionómero de vidro.

(iv) *Estética*
Os cimentos convencionais de ionómero de vidro são da cor dos dentes e estão disponíveis em diferentes tonalidades. Embora a adição de resina nos materiais modificados tenha melhorado ainda mais a sua translucidez, são ainda bastante opacos e não tão estéticos como as resinas compostas.

(v) *Biocompatibilidade*
A biocompatibilidade dos cimentos de ionómero de vidro é muito importante porque necessitam de estar em contacto directo com o esmalte e a dentina para que ocorra qualquer aderência química. Num estudo *in vitro*, verificou-se que o cimento de ionómero de vidro convencional recentemente misturado era citotóxico, mas o cimento fixado não teve qualquer efeito sobre as culturas celulares. Num outro estudo, foi examinada a resposta pulpar aos cimentos de ionómero de vidro em pré-molares humanos sem cárie, planeados para extracção. O resultado mostrou que embora o cimento de ionómero de vidro causasse uma resposta inflamatória maior do que o cimento eugenol de óxido de zinco, a inflamação resolvia-se espontaneamente sem aumento da formação de dentina reparadora.[15]

(vi) *Propriedades mecânicas*
Os ionómeros de vidro têm boas forças compressivas, com materiais restauradores modernos com valores superiores a 200 MPa. Os maiores tempos de sobrevivência registados para os ionómeros de vidro convencionais são consequentemente em áreas de baixo stress, tais como restaurações de Classe III e Classe V.[16]

Limitações
- A resistência à fractura é uma das principais limitações à utilização do ionómero de vidro.

É geralmente bastante satisfatório para uma lesão superficial, mas uma lesão de duas superfícies está sempre em risco. A resistência à fractura depende também do tamanho das partículas do pó e da distribuição granulométrica.

- As melhorias para aumentar a resistência do ionómero de vidro terão de ser de origem química ou através da eliminação de microporosidades.
- A resistência à abrasão e ao desgaste é um pouco menor do que a da resina composta.
- Também permanecem susceptíveis à desidratação durante toda a vida, pelo que os pacientes com a boca seca não devem ter os dentes restaurados com ionómero de vidro.[17]
- Outra limitação dos ionómeros de vidro é a estética. Os ionómeros não são geralmente recomendados para utilização em áreas de significativa preocupação cosmética.[18]

Indicações dos ionómeros de vidro

- Os ionómeros de vidro são indicados em áreas de não portador.
- Cimentos também indicados na reparação de margens da Coroa.
- Os cimentos de ionómero de vidro podem ser utilizados como base sob amálgama, resina, cerâmica, restaurações directas e indirectas de ouro.
- Acumulação do núcleo quando pelo menos 3 paredes de dente permanecem[19] Também pode ser indicado na cimentação de incrustações, coroas, próteses parciais fixas, aparelhos ortodônticos
- Como material de enchimento endodôntico.
- Selagem de buracos e fissuras[18]
- Restaurações de classe III e V em adultos
- Restaurações de classe I e II na dentição primária
- Restaurações temporárias ou de controlo de cárie[19]

Contra-indicações dos ionómeros de vidro

- Aplicações de elevado stress
- Cavidades de classe IV[19]
- Dentes com grande perda do esmalte labial/bucal
- Restaurações de classe II envolvendo cumeeira marginal[18]
- Substituição de Cusp
- Trechos de núcleo com menos de 3 paredes restantes[19]

Vantagens dos ionómeros de vidro

- Ligações para esmalte e dentina

- Libertação significativa de flúor, pode ser recarregada
- Coeficiente de expansão térmica semelhante à estrutura dentária
- Material restaurador de cor de dente
- Baixa condutividade térmica[19]
- Substância dura no momento da fixação.
- Sem encolhimento de polimerização
- Nenhum monómero gratuito presente
- Aderência ao esmalte e dentina
- Interacção da matriz de preenchimento
- Estabilidade dimencional com elevada humidade
- Libertação de flúor[20]

Desvantagens dos ionómeros de vidro
- Opacidade superior à da resina
- Menos polimento do que a resina
- Má resistência ao desgaste
- Brilho, fraca resistência à tracção
- Baixa longevidade em pacientes xerostómicos[19]

APLICAÇÕES CLÍNICAS DO IONÓMERO DE VIDRO CEMENTOS

1. Selante de fossa e fissura

Vantagens:
- Adesão ao esmalte através de um mecanismo de troca de iões.
- Libertação de flúor.

Desvantagens:
- o cimento não fluirá para buracos e fissuras que não sejam patentes.
- As taxas de retenção são baixas.

2.   Restaurações de túneis

A restauração do túnel foi descrita pela primeira vez por Jinks em 1963 como uma alternativa conservadora para a preparação de cavidades de Classe II em molares primários.

Vantagens:
- O cume marginal é preservado.
- O perímetro da restauração é reduzido minimizando a microinfiltração.
- O dente adjacente é protegido.

Desvantagens:
- Má visibilidade e falta de controlo sobre a remoção de cáries.
- O cume marginal pode ser minado.
- A preparação pode estender-se mais perto da polpa do que o desejado.

3. Restaurações de ionómero de vidro classe III

As restaurações com ionómero de vidro de classe III são indicadas para as seguintes situações:

- Pacientes com elevada incidência de cárie.
- Quando o esmalte labial estiver intacto.
- O stress oclusal baixo e as margens não se encontram em áreas de contacto oclusal.

4. Restaurações de ionómero de vidro classe V

As restaurações com ionómero de vidro classe V são indicadas nas seguintes situações:

- Pacientes com elevada taxa de cárie.
- Várias lesões por abrasão e erosão.
- Onde a estética não é a principal preocupação.
- As lesões da superfície da raiz como margens subgengivais são adequadas para cimentos de ionómero de vidro.

5. A Técnica de Tratamento Restaurativo Atraumático (ART)

Vantagens:
- Preservação máxima da estrutura dentária.

- Procedimento mínimo de intervenção.
- Mínimo desconforto para o paciente.
- Baixo custo de tratamento
- Técnica menos sensível.

Desvantagens:

- Cansaço das mãos durante a instrumentação.
- Falta de acesso e visibilidade adequadas na região posterior.

6. Técnica de sanduíche

Vantagens:

- Ion - a adesão de troca de ionómero de vidro minimiza as cáries recorrentes.
- Excelente resposta subgengival.
- Melhor resistência, acabamento e estética da resina composta sobreposta.
- Resposta pulpar favorável devido à biocompactibilidade do ionómero de vidro.

Desvantagens:
- Procedimento moroso.
- Sensível à técnica.[14]

<u>AVANÇOS RECENTES NOS CIMENTOS DE IONÓMERO DE VIDRO</u>

CIMENTOS RESTAURADORES DE IONÓMERO DE VIDRO MODIFICADO COM RESINA

O cimento de ionómeros de vidro modificado com resina (RMGIC), por vezes chamado cimento de ionómeros de vidro reforçado com resina (RRGIC), foi desenvolvido para superar algumas das insuficiências detectadas dos GICs tradicionais.[21] Os ionómeros de vidro modificados por resina têm a capacidade de "cura por comando" com uma cura ligeira do componente composto de resina.[16] Vitrabond (agora escrito "Vitrebond"), uma base/liner de ionómero de vidro modificado por resina, foi introduzido pela 3M Dental Products Division. Vitrebond é fornecido no formato pó/líquido e precisa de ser espatulado à mão.

O componente líquido poliácido inclui uma resina fotopolimerizável que protegidos da humidade e da secagem excessiva pela estrutura de resina dura. O endurecimento da luz "sob comando" em cerca de 40 segundos faz de Vitrebond um substituto prático e valioso da dentina.

Este material está no mercado há mais de 13 anos e é conhecido por isso:

> (1) Prevenir a sensibilidade pós-operatória quando colocado sob restaurações compostas à base de resina de aplicação directa, protegendo assim contra o acesso bacteriano aos túbulos dentinários,
>
> (2) A sua libertação interna de iões fluoretados e
>
> (3) A sua acção antimicrobiana.

Dois destes materiais foram fornecidos em cápsulas descartáveis pré-doseadas
* Photac-Fil, (3M ESPE, e Fuji II LC, GC), e
* Vitremer, (3M).

> A adição do componente de resina dentro da fórmula do ionómero de vidro não só diminui o tempo inicial de endurecimento e as dificuldades de manuseamento, mas também aumenta substancialmente a resistência ao desgaste e a resistência física do cimento.
>
> Propriedades como Resistência à fractura, resistência à fractura e resistência ao desgaste são todas melhoradas nos ionómeros de vidro modificados com resina.

Além disso, as principais vantagens dos ionómeros de vidro -
* Hidrodinâmica de iões fluoretados,
* Biocompatibilidade,
* Expansão térmica favorável,
* As propriedades de contracção e a ligação físico-química à estrutura dentária são mantidas.[22]

<u>RESINA COMPOSTA</u>

Introdução

A utilização de compósito à base de resina é um componente crítico da Medicina Dentária Restaurativa Pediátrica. A técnica de ácido ácido, originalmente recomendada pela Buonocore, ajuda a proporcionar retenção para restaurações estéticas tanto na dentição primária como na dentição permanente.[23] Idealmente, um material restaurador irá satisfazer todos estes requisitos, permitindo a sua utilização tanto em restaurações anteriores como posteriores. Embora a amálgama cumpra os requisitos físicos para restaurações directas, é mais rápida e fácil de colocar do que os materiais restauradores estéticos, é mais tolerante à humidade, e pode agora ser colada híbrida com o uso de técnicas de colagem de amálgama. A sua falta de resultados estéticos significa que é adequado apenas para restaurações posteriores. A sua utilização para restaurações posteriores também tem diminuído gradualmente à medida que os pacientes se têm tornado cada vez mais conscientes da estética e querem os materiais estéticos posteriores melhorados que se tornaram disponíveis em resposta a estas exigências.

As restaurações anteriores, especialmente as que envolvem bordas incisais, requerem alta resistência, bem como uma estética elevada. As restaurações posteriores têm o requisito adicional de baixo desgaste. Os materiais restauradores estéticos devem oferecer uma disponibilidade adequada de tonalidade, croma e valores adequados, translucidez, opacidade, opalescência, fluorescência, uma superfície lisa e brilhante, e resistência às manchas e ao desgaste.[24]

Antecedentes históricos das resinas compostas

Quando foram introduzidas pela primeira vez nos anos 70, as resinas compostas foram utilizadas apenas para restaurações anteriores. Estas primeiras variantes eram tipicamente preenchidas com quartzo; não satisfaziam os requisitos de força compressiva e de tracção para restaurações posteriores.

Com o tempo, as características de resistência das resinas compostas foram melhoradas e as resinas foram introduzidas para utilização em restaurações posteriores. Estes materiais eram ainda inadequados para restaurações posteriores nas quais era necessária uma alta resistência à compressão para resistir às forças oclusais e mastigatórias. Os sistemas de colagem ainda eram primitivos nos anos 80, com escolha limitada na técnica. Os sistemas auto-adesivos não estavam disponíveis e havia pouca escolha em termos de métodos de gravura. O foco continuava a ser a gravura do esmalte e a ligação, e as primeiras tentativas de ligação da dentina resultaram numa fraca ligação à camada de esfregaço e numa ligação rapidamente degradante. Foi também recomendado que, após a cura da resina, a interface de restauração do esmalte fosse reajustada e uma resina não preenchida fosse colocada sobre esta superfície para a selar e ajudar a inibir a microinfiltração e o desgaste. Nos anos 90, estavam disponíveis restaurações compostas posteriores que se adequavam melhor às restaurações de Classe I e Classe II. Estas permitiram uma abordagem mais conservadora durante a preparação do que a amálgama, e foram utilizados com sistemas de ligação melhorados para melhorar a integridade marginal na interface de restauração dos dentes.

O material composto actual é muito superior às versões anteriores. Estes materiais estão disponíveis com vários tipos de cargas, sistemas avançados de esmalte e adesivos dentinários, e oferecem resistência, menor retracção de polimerização e stress, resistência ao desgaste, e excelente estética.[24]

Classificação das resinas compostas

I) Com base no tamanho médio das partículas do enchimento principal
1. Compósitos tradicionais (convencionais/macruzados) das 20 às 12 horas.
2. Composto de pequenas partículas de 13-5 horas.
3. Compósitos microenchidos 0.04-0.4pm
4. Compósitos híbridos 0,6-1 pm.

II) Com base no tamanho e distribuição das partículas de enchimento
1. Compostos megafilados Enchedores muito grandes.
2. Compósitos macroscópicos das 10 às 100 da noite.
3. Compostos midifilled 1-10pm.
4. Compósitos minifilados 0,1-1pm.
5. Compósitos microenchidos 0,01-0,1 pm.
6. Compósitos nanofilados 0.005-0.01pm

III) Com base no método de polimerização
1. Compostos auto-curados, auto-curados ou quimicamente curados.
2. Compostos fotopolimerizáveis
   - Compósitos ultravioleta (UV) fotopolimerizáveis.
   - Compósitos visíveis (V) fotopolimerizáveis.
3. Compostos de cura dupla - Tanto os mecanismos de autocura como os de cura ligeira.
4. Compostos de cura faseada - Polimerização inicial de arranque suave seguida de polimerização completa.

IV) Com base no modo de apresentação
1. Sistema de duas pastas.
2. Sistema de pasta única.
3. Sistema Pó-Líquido.

V)   Com base na utilização
   1. Compostos anteriores.
   2. Compostos posteriores.
   3. Compostos de acumulação de núcleo.
   4. Compostos de cimentação.

VI)   Com base na sua consistência
   1. Compostos de corpo leve - Compostos fluíveis.
   2. Compósitos de corpo médio - Compósitos de viscosidade média como compósitos microenchidos, híbridos, micro-híbridos.
   3. Compósitos para corpos pesados - Compósitos embaláveis.[25]

Composição
1. Matriz de resina:
A maioria das resinas comuns contém as seguintes matrizes de resina:
   i.   BisGMA (Bisfenol-A-glicidil-metacrilato).
   ii. UDMA (Urethane dimethacrylate).
   iii. Combinação de BisGMA e UDMA

2. Enchedores:
Os enchimentos em resinas compostas são geralmente um tipo de vidro como o vidro de Bário, quartzo, sílica, etc. São adicionados para melhorar as propriedades físicas, mecânicas e ópticas da matriz de resion.

A adição de cargas também melhora as seguintes propriedades:
   a. Menor retracção da polimerização.
   b. Aumentar a resistência à compressão, à tracção e o módulo de elasticidade.
   c. Aumentar a resistência à abrasão.
   d. Sorção de água mais baixa.
   e. Menor coeficiente de expansão térmica.
   f. Melhorar a translucidez.

3. Agentes de acoplamento
O agente de acoplamento liga as partículas de enchimento à matriz de resina e permite que a matriz de resina mais flexível transfira tensões para as partículas de enchimento mais rígidas. Silanos orgânicos como o gama-metacriloxi propil trimetoxissilano é o agente de acoplamento normalmente utilizado.

4. Sistemas activador-Iniciador

A resina composta polimeriza através da libertação de radicais livres.
Estes radicais livres são libertados por activação química e de luz (ultravioleta ou luz visível).

5. Estabilizadores (inibidores)

Estes são adicionados para prevenir a polimerização espontânea dos monómeros, inibindo o radical livre. Adiciona-se 0,01% de hidroxil tolueno butilado como inibidor em resinas compostas.

6. Modificadores ópticos/ agentes de coloração

Os óxidos metálicos em quantidades mínimas são adicionados à resina composta para produzir diferentes tonalidades de compósitos. O óxido de alumínio e o óxido de titânio em pequenas quantidades fornecem opacidade às resinas compostas.[25]

Indicações

1. Restaurações de classe I, II, III, IV, V e VI.
2. Fundações ou acumulação de núcleo
3. Vedantes e restaurações preventivas de resina
4. Procedimentos de melhoramento estético
   - Folheados parciais
   - Folheados completos
   - Modificações do contorno dos dentes
   - Fechos de Diastema
5. Cimentos para restaurações directas
6. Restaurações temporárias
7. Fenda periodontal[26]
8. Cimentos de cimentação
9. Restaurações provisórias[25]

Contra-indicações

1. Elevada incidência de cárie e higiene oral deficiente.
2. Tensões oclusais pesadas e anormais.
3. Dificuldades de acesso e isolamento.
4. Extensões subgengivais.
5. Capacidade e conhecimentos limitados do operador.[25]

Vantagens

1. Esteticamente agradável.
2. Conservar a estrutura dentária.
3. Aderência à estrutura dentária.
4. Isolamento.
5. Sem galvanismo.
6. Elevada radiopacidade.[25]
7. Menos complexo na preparação do dente.
8. Usado quase universalmente.
9. Reparável.
10. Baixa microinfiltração.
11. Mínima coloração interfacial.
12. Maior resistência da estrutura dentária restante.[26]
13. Baixa sorção de água e solubilidade.
14. Baixa retracção de polimerização
15. Boa biocompactibilidade.
16. Sem hipersensibilidade.[27]

Desvantagens

1. Cáries secundárias.
2. Elevado coeficiente de expansão térmica.[25]
3. Os compósitos podem ter formação de fendas, geralmente ocorrendo em superfícies radiculares.
4. A inserção é mais difícil, um procedimento moroso.
5. A técnica é sensível porque o local de operação deve ser devidamente isolado e a colocação de gravura, primário e adesivo na estrutura dentária é exigente da técnica adequada.
6. Pode apresentar um maior desgaste oclusal em áreas de elevado stress oculto.[26]
7. Retracção da polimerização
8. Difícil de terminar e polir.[25]

PROPRIEDADES DA RESINA COMPOSTA

1. Encolhimento por polimerização

Devido à presença de matriz de resina, as resinas compostas sofrem retracção durante a polimerização. Esta retracção causa tensões entre a resina composta e a estrutura do dente, levando a lacunas marginais e à fractura do esmalte. A retracção por polimerização é combatida pela adição de fillers.

2. Propriedades mecânicas

As resistências flexíveis de vários compósitos são semelhantes, embora os compósitos microenchidos e fluíveis apresentem valores 50% mais baixos do que os compósitos híbridos e embaláveis devido ao seu conteúdo de enchimento.

3. Coeficiente linear de expansão térmica

As resinas compostas têm um coeficiente de expansão térmica superior ao da estrutura dentária. Isto significa que se expandem e contraem mais do que o esmalte e a dentina quando sujeitas a alterações de temperatura.

4. Desgaste

O desgaste das resinas compostas ocorre enquanto estão em função devido a forças mastigatórias, alimentos abrasivos, escovação de dentes e como resultado de degradação química na cavidade oral. Os compósitos embaláveis apresentam melhor resistência ao desgaste do que os compósitos fluíveis.

5. Sorção de água

A água é absorvida pelo componente de resina; assim, quando o teor de resina é elevado, a sorção de água é aumentada.

6. Solubilidade

A solubilidade em água das resinas compostas varia de 0,5 a 1,1mg/cm^2 . A polimerização inadequada dos compósitos aumenta a solubilidade.

7. Integridade Marginal

As resinas compostas apresentam uma boa adaptação marginal se as margens estiverem sobre o esmalte e a dentina. Contudo, se as margens estiverem sobre a superfície dos dentes, não se ligam bem e, portanto, a integridade marginal é fraca.

8. Radiopacidade

R adiopacidade é um requisito importante para as resinas compostas. Embora as resinas sejam inerentemente radiolúcidas, as resinas compósitas modernas têm enchimentos de vidro contendo átomos de metais pesados como bário, estrôncio e zircónio que fornecem radiopacidade. [9]

9 Estética, cor e estabilidade da cor

As resinas compostas são altamente estéticas e podem estimular o aparecimento de dentes naturais. Estão disponíveis numa variedade de tonalidades, tonalidades e resinas opacas para diferentes aplicações.

10.   Biocompatibilidade

Não há provas de que as resinas compostas produzam quaisquer respostas alérgicas ou tóxicas. A matriz de resina não polimerizada é potencialmente citotóxica.[25]

ll.Superfície Textura

O tamanho e a composição das partículas de enchimento determinam principalmente a suavidade de uma restauração. Embora os compósitos microenchidos ofereçam superfícies restauradoras mais suaves, os compósitos híbridos também fornecem texturas de superfície que são estéticas e compactáveis com tecidos moles.

12.   Módulo de Elasticidade

Um material com um módulo superior é mais rígido; inversamente, um material com um módulo inferior é mais flexível. A utilização de um material mais flexível, como o compósito de microfibras, permite que as restaurações se dobrem com o dente, protegendo melhor a interface de colagem.[26]

AVANÇOS RECENTES EM RESINAS COMPOSTAS

As restaurações dentárias compostas representam uma classe única de biomateriais com severas restrições de biocompatibilidade, comportamento de cura, estética, e propriedades materiais finais. Estes materiais são actualmente limitados pela retracção e polimerização - stress de retracção induzido, resistência limitada, presença de monómero não reagido que permanece após a polimerização, e vários outros factores. Felizmente, estes materiais têm sido o foco de muita pesquisa nos últimos anos com o objectivo de melhorar o desempenho da restauração através da alteração do sistema de iniciação, monómeros e cargas e seus agentes de acoplamento, e através do desenvolvimento de novas estratégias de polimerização. Aqui, revemos as características gerais da reacção de polimerização e as abordagens recentes que têm sido tomadas para melhorar o desempenho da restauração composta.[27]

(I) Avanços nos materiais de resina compósita directa
1. Resinas compostas fluíveis

As resinas compostas fluíveis foram introduzidas em 1996, reduzindo o conteúdo de enchimento, diminuindo assim a viscosidade das resinas compostas. A matriz de resina em compósitos fluíveis é o dimetacrilato de TEGDMA-trietilenoglicol, que tem uma viscosidade muito baixa, contribuindo assim para o fluxo do material.

As propriedades mecânicas dos compósitos fluíveis são mais pobres do que as dos compósitos híbridos. Mas têm uma maior resistência à fractura, devido à sua menor módulo de elasticidade. Por conseguinte, são indicados em zonas de baixa tensão onde é desejável um aumento do fluxo da resina composta.[25]

Imóveis
- Consistência e modelagem de fluxo
- Baixo encolhimento
- Radiopaque
- Polabilidade e brilho duradouro
- Estabilidade da cor.[28]

2. Resinas compostas embaláveis

Estas são uma categoria especial de resinas compostas desenvolvidas nc final dos anos 90 para utilização em dentes posteriores. Têm uma consistência rígida que as torna embaláveis ou condensáveis como amálgamas.

A base da resina composta embalável é um novo conceito chamado material de matriz inorgânica rígida polimérica (PRIMM). Os enchimentos em compósitos embaláveis consistem numa rede contínua de fibras alongadas de alumina e sílica.

Imóveis
- Maior profundidade de cura
- Baixa retracção de polimerização
- Baixa taxa de desgaste
- Radiopaco.

3. Ormocer

Ormocers, uma palavra originalmente derivada de cerâmica organicamente modificada.[29] É sintetizado através de uma solução e processo de gelatina a partir de uretano multifuncional e tioeter(meth)acrilato alkoxisilanos.[30] Os ormoceros consistem basicamente em três componentes - porções orgânicas e inorgânicas e os polissiloxanos. As proporções desses componentes podem afectar as qualidades mecânicas, térmicas e ópticas do material:

1. Os polímeros orgânicos influenciam a polaridade, a capacidade de ligação cruzada, a dureza e o comportamento óptico.

2. Os componentes de vidro e cerâmica (constituintes inorgânicos) são responsáveis pela expansão térmica e estabilidade química.

3. Os polissiloxanos influenciam a elasticidade, as propriedades de interface e o processamento. Os componentes inorgânicos estão ligados aos polímeros orgânicos por moléculas de silano multifuncionais. Após a polimerização, a porção orgânica dos grupos de metacrilato formam uma rede tridimensional.[29]

Este material apresenta baixa retracção na polimerização (apenas 1,8%) e tem alta resistência à abrasão. É portanto versátil na sua aplicação tanto na região anterior como na posterior da boca. Este material também liberta flúor, cálcio e iões fosfato que protegem a margem da cavidade adjacente.[25] Os ormoceros têm a capacidade de duplicar a conversão de monómeros, melhorando as propriedades físicas do material. Os ormocers foram formulados numa tentativa de ultrapassar os problemas criados pela retracção da polimerização dos compósitos convencionais. A sua espinha dorsal é uma rede inorgânica formada pela policondensação.[30]

4. Resina composta de relesamento iónico

Em 1998, foi iniciada uma nova abordagem com o desenvolvimento de uma resina composta libertadora de íons chamada Ariston pHc da Vivadent Co. Esta nova resina composta tem um filler de vidro alcalino que liberta flúor, hidroxil e iões de cálcio com base no valor de pH imediatamente adjacente ao material restaurador. Assim, há supressão do crescimento bacteriano e inibição de cáries secundárias em torno das margens destas restaurações de resina compósita.

5. Compostos nanofiltrados

Estes têm nanofillers de 0,005 a 0,01pm de tamanho. Estas partículas são extremamente pequenas e virtualmente invisíveis. Como o seu tamanho é menor do que o comprimento de onda da luz visível, não se espalham nem absorvem a luz visível. Os nanofillers são tão pequenos que podem caber entre várias cadeias de polímeros. Isto permite a incorporação de cargas de 90-95% em peso, mantendo ao mesmo tempo consistências viáveis.

6. Compômero

Os compómeros são uma nova variedade de materiais restauradores da cor dos dentes introduzidos no início dos anos 90. Foram desenvolvidos para combinar a durabilidade da resina composta e a capacidade de libertação de flúor dos cimentos de ionómero de vidro. Daí o nome "compômeros".[25] Existem dois compómeros coloridos comercialmente disponíveis chamados MagicFil (Zenith, Englewood, N.J., EUA) e Twinky Star (Voco, Cuxhaven, Alemanha). Twinky Star é um sistema de enchimento de compómeros fotopolimerizável, colorido, radiopaco e com libertação de flúor, feito especificamente para ser utilizado em dentes primários.[31]

Composição e Química

O compómero é normalmente fornecido como uma pasta única, material de cura ligeira para aplicações restaurativas. Consiste em partículas de vidro silicatado, flúor de sódio e monómero modificado com poliácidos sem qualquer água. Devido à ausência de água na formulação, a mistura de cimento não é auto-adesiva como o cimento de ionómero de vidro convencional e o cimento de ionómero de vidro híbrido. Assim, é necessário um agente de ligação dentina separado.

Recentemente, alguns materiais de dois componentes, constituídos por pó e líquido ou por duas pastas, foram comercializados.

- O **pó** é composto por fluorossilicato de estrôncio de alumínio, óxidos metálicos e iniciadores activados quimicamente e/ou activados por luz.
- O **líquido** contém monómeros polimerizáveis de metacrilato/ácido carboxílico, monómeros multifuncionais de acrilato e água. Devido à presença de água no líquido, estes materiais são auto-adesivos e uma reacção de base ácida começa no momento da mistura.[32]

Imóveis

Possuem muitas características semelhantes às das resinas compostas.

- A sua força, resistência à fractura e resistência ao desgaste são semelhantes às das resinas compostas híbridas.
- A sua correspondência de cor e propriedades ópticas são muito boas, superiores às dos cimentos de ionómero de vidro.
- Os compômeros aderem à estrutura dentária por meios micromecânicos e requerem ácido e aplicação de um agente de colagem.[25]

Manipulação de compómeros

Para o sistema de pasta única, a estrutura dentária deve ser gravada antes da aplicação do agente de ligação dentina e do cimento. O acabamento da restauração requer o mesmo processo que o utilizado para os compósitos de resina.

Para o sistema de cimentação de dois componentes, a mistura de cimento é colocada apenas sobre a prótese, e a prótese é sentada com a pressão dos dedos. Passados 90 segundos do fim da mistura, o material deve atingir um estado de gel, momento em que o excesso de cimento é removido. A margem deve ser fotopolimerizada imediatamente para estabilizar a prótese. A cura química deve completar a reacção de endurecimento em aproximadamente 3 minutos no ambiente oral. Pode demorar 10 minutos ou mais para a fixação no ar ambiente.[32]

Aplicações clínicas

1. Os compómeros são indicados para cavidades de classe III e classe V como alternativa às resinas compostas ou cimentos de ionómero de vidro.
2. São também indicados para restaurações decíduas em regiões anteriores e posteriores.[25]
3. Os dois sistemas de cimentação de componentes são indicados principalmente para a cimentação das próteses fabricadas com um substrato metálico.[32]

(II) Avanços nos sistemas de resina composta indirecta

1. Ceromer

Em 1996, foi desenvolvido um polímero cerâmico optimizado para restaurações compostas indirectas. Estes consistem numa matriz convencional de resina Bis GMA ou UDMA e enchimento constituído por vidro bário, sílica esferoidal e sílica coloidal.

Considerações clínicas:
Os cerómeros são utilizados para folheados indirectos, incrustações e onlays sem estrutura metálica. Juntamente com a estrutura composta reforçada com fibra, podem ser utilizados para coroas e 3 unidades de dentadura parcial fixa.

2. Compostos monocristalinos modificados

Os monocristais têm geralmente formas simétricas como placas longas e comportam-se como fibras. Estes são silanizados e incorporados na matriz de resina.

Considerações clínicas:
Os compósitos de cristal único modificados são úteis para restaurações indirectas de compósitos devido às suas propriedades melhoradas, como por exemplo:
- Elevada resistência à flexão
- Aumento da resistência à fractura
- Alto módulo de elasticidade
- Aumento da dureza.

3. Compósitos reforçados com fibra (FRC)

Em 1998, foi desenvolvida uma nova abordagem na tecnologia da resina composta. Esta consistia em fibras de vidro ou polietileno e matriz de resina a serem acopladas durante o fabrico da resina compósita.

Considerações clínicas:
São utilizados nas seguintes situações:
- Restauração de dentes tratados endodonticamente
- Coroas compostas sem metal
- Dentadura parcial fixa de 3 unidades
- Impressão.[25]

<u>GIOMERS</u>

O Giomer é um material adesivo dentário à base de resina, liberador de flúor, que inclui cargas de ionómero de vidro (PRG) pré-reaccionadas.[33]

Estas cargas pré-reaccionadas são de 3 tipos:

- S-PRG
- F-PRG
- S-PRG modificado[32]

Natureza Química dos Giomers

Os Giomers são materiais restauradores estéticos híbridos que empregam a utilização da tecnologia PRG. O vidro fluoroaluminosilicato nestes materiais reage com ácido polialcenóico na água antes da sua inclusão na resina de uretano preenchida com sílica. Embora o Giomer tenha sido chamado pelo fabricante (shofu Inc, Kyoto , Japão) de um pacote de ionomero de vidro de cura ligeira, este deve ser considerado como compósito de cura ligeira uma vez que não tem uma reacção ácido-base significativa como parte do seu processo de cura e não se pode fixar no escuro.[34]

Composição
- Dimetacrilato de bisfenol A glicidil dimetacrilato
- Dimetacrilato de trietilenoglicol (TEGDMA)
- Enchedor de vidro inorgânico
- Aluminuóxido de alumínio, sílica
- Enchimento de ionómero de vidro pré-reaccionado
- DL- canforquinona

Indicações
- Restauração de cáries radiculares
- Lesões cervicais não cariocas
- Cárie dentária decídua[34]
- Restauração das cavidades de Classe III, IV e V
- Restaurações de cavidades de classe I e selectivamente cavidades de classe II
- Base/liner sob restaurações
- Selante de fissuras
- Reparações cosméticas directas

- Agente de nivelamento de polpa
- Restaurações de porecelaína fracturada e compósitos
- Restaurações da erosão cervical
- Reparação de bordos incisais fracturados
- Folheados e postes[33]

Vantagens

- Libertação de flúor
- Biocompactibilidade
- Recarga de flúor
- Estabilidade clínica e Durabilidade
- Excelente estética
- Acabamento superficial liso
- Excelente Ligação[34]

Mecanismo de colagem de adesivos à base de Giomer

Recentemente, foram desenvolvidos sistemas de colagem de aplicação única que combinam a função de primer autocolante e agente de colagem. Os adesivos nos sistemas de colagem de uma aplicação é uma solução hidrofílica extremamente eficaz na molhagem da superfície do dente. O efeito de gravura destes sistemas está relacionado com monómeros ácidos ou soluções de ácido orgânico que podem interagir com o componente mineral do substrato do dente e aumentar a penetração do monómero. Estes adesivos na aplicação podem formar um continuum entre a superfície do dente e o adesivo através de desmineralização e penetração simultânea da resina, seguida de polimerização.

A penetração de monómeros ácidos na superfície dentária cria etiquetas de resina para esmalte e uma camada híbrida de dentina com a aplicação de adesivos. As colas gravam e penetram no esmalte gravado e endurecem após a evaporação do solvente e exposição à luz. Este processo cria uma retenção mecânica entre o esmalte e as colas.[34]

Limitações
- Os gigomers não são tão benéficos como os GIC em doentes em risco de cárie recorrente, uma vez que a libertação de flúor a longo prazo é questionável.
- Os gigomers exibiram expansão rápida e extensa e devem ser evitados nas preparações de dentes que envolvem esmalte fino sem suporte.[34]

2.RESTAURAÇÕES CORONAIS COMPLETAS

CROWNS

Um objectivo primordial da colocação da coroa é conseguir um melhoramento estético. Uma mudança notável é também observada na imagem do paciente após a correcção da textura, sombra e forma, juntamente com uma boa forma fisiológica e função que ajuda a prevenir uma maior deterioração da boca através da prevenção da migração dentária, perda óssea e colapso do arco.[35]

Classificação

1. Com base no método de cimentação ao dente
   * Coroas coladas - coroas em policarbonato, coroas em tiras, coroas em casaco de pedro, coroas em vidro Artglass
   * Coroas Luted - coroas de aço inoxidável com face, coroas Kinder, coroas Cheng, coroas Nu-Smile, coroas Dura, coroas Whiter Biter, coroas Pedo Compu, coroas folheadas de polietileno de alta densidade

2. Com base no material das coroas
   * Polímero - coroas em policarbonato, coroas em tiras
   * Aço inoxidável pré folheado - Nu- smileSignature
   * Zircónia - EZ pedo, Nu-Smile ZR
   * Facetado de alumínio com material de cor de dente - Pérolas de Pedo.[1]

Indicação para Coroas Pediátricas

As indicações para coroas pediátricas incluem :
   * Cárie ou lesão de superfície grande/multi.
   * Cárie interproximal que se estende para além dos ângulos de linha.
   * Após a pulpotomia ou pulpectomia.
   * As crianças de alto risco de cárie.
   * Restauração intermédia de dentes fracturados.
   * Paciente de bruxisim.
   * Descalcificação cervical
   * Defeito de desenvolvimento.
   * Utilização como pilar para manutenção do espaço.[36]

COROAS EM POLICARBONATO

Nas crianças, as lesões mais comuns nos dentes anteriores são as cáries de mamadeira. Estas lesões começam na superfície labial de todas as antenas.

As coroas em policarbonato são as coroas temporárias que podem ser dadas em tal situação como uma prótese fixa a dentes anteriores decíduos que serão esfoliados no futuro.[35]

Indicações

1. Restaurações de cobertura total de dentes anteriores maxilares extensivamente envolvidos com cáries.
2. Dentes malformados ou fracturados
3. Dentes descoloridos
4. Restauração dos dentes após procedimentos de pulpectomia ou de pulpotomia.[37]
5. Cárie desenfreada envolvendo três superfícies do dente.
6. Abutment para os mantenedores do espaço.[35]

Contra-indicações

1. Quando há um espaçamento inadequado entre os dentes.
2. Multidão de anteriores
3. Mordida de impacto profundo está presente
4. Bruxismo severo
5. Quando há evidência de abrasão nos dentes anteriores.[35]

Vantagens

1. Estética melhorada
2. Extrema estabilidade dimensional
3. Não são afectados por ácidos minerais e orgânicos diluídos, éter e álcool.
4. Menos tempo para a cadeira.[37]

Desvantagens

1. Má resistência à abrasão.
2. A coroa é frequentemente desalojada se o dente for fortemente destruído e a forma de retenção for inadequada.[37]

COROAS STRIP

Estes são formulários de Coroa normalmente utilizados, preenchidos com compósitos e colados no dente.[34] As coroas de tiras têm uma estética superior em relação aos outros métodos disponíveis. A coroa composta baseia-se na adesão do esmalte e da dentina para retenção. Portanto, se não houver muita estrutura dentária, a longevidade da coroa é posta em risco. A retenção adicional pode ser conseguida utilizando mini-pinos [Carranza e Garcia-Godoy, 1999].[38]

Indicações:
- Cárie interproximal, cárie multi-superficial em dentes anteriores primários
- Após terapia de polpa
- Restauração de dentes fracturados
- Dentes anteriores hipoplásicos
- Amelogénese imperfeita
- Dentes anteriores descoloridos
- Incisivos primários congénitos mal formados

Contra-indicações:
- Estrutura dentária insuficiente para retenção
- Sobremordida profunda
- Bruxismo
- Doenças periodontais[1]

Vantagens
A Kupietzky A et al afirmaram as seguintes vantagens das coroas em tiras:
- São simples de encaixar e aparar.
- A remoção é rápida e fácil.
- Combina facilmente com a dentição natural.
- Deixam uma superfície lisa e brilhante.
- Têm fácil controlo de sombras com compósito.
- São superiores do ponto de vista estético, funcional e económico.
- São cristalinas e finas.
- São fáceis de reparar.[35]

Desvantagens
Ram D et al no seu estudo descreveram a desvantagem das coroas em tiras:
- Opção mais sensível do ponto de vista técnico
- A contaminação por humidade com sangue ou saliva interfere com a ligação e a hemorragia pode alterar a tonalidade ou a cor do material.[35]

COROAS DE JAQUETA DE PEDO

A coroa de Pedo Jacket é feita de material poliéster de cor de dente e é preenchida com material de resina. É deixado no dente após a polimerização, além de ser removido da forma de coroa de celuloide após a cura do cimento de resina de cimentação.[35]

Vantagens:
- A colocação da coroa pode ser completada numa única sessão
- Custo-eficácia
- Múltiplas restaurações adjacentes com redução dentária mínima
- A coroa não se partirá, manchará ou rachará
- Pode ser aparado com uma tesoura

Desvantagens:
- Disponível numa única cor, por isso a selecção de tonalidades é difícil
- Estas coroas não podem ser reduzidas através da utilização de rebarbas de acabamento de alta velocidade.[1]

COROAS EM VIDRO DE ARTE

Artglass é um vidro de polímero que proporciona uma sensação natural, capacidade de ligação associada ao compósito mas estética e longevidade da porcelana. São também conhecidos como "coroas orgânicas". É composto por 55% de microvidro e 20% de enchimento de sílica.[2] É um novo metacrilato multifuncional com a capacidade de formar uma rede molecular tridimensional com estrutura altamente interligada.[35]

Benefícios da coroa
- Estética igual à dentição natural
- Durável
- O desgaste é semelhante ao do esmalte
- As partículas de enchimento inorgânicas proporcionam estabilidade de cor e tornam-nas resistentes à placa bacteriana.
- A resistência à flexão é mais de 50% maior do que a da porcelana.

- Estas coroas podem ser facilmente ajustadas ou reparadas intra-oralmente.
- Pode ser fácil e bondabilitiy de um composto.
- Requer um mínimo de trabalho na cadeira[1]

COROAS DE AÇO INOXIDÁVEL

A coroa metálica pré-formada (PMC) para dentes molares primários foi descrita pela primeira vez em 1950 por Engel, seguido pelo Dr. William Humphrey (1950). Foram feitas de aço inoxidável e foram referidas por um acrónimo de **SSC**.[37] As coroas de aço inoxidável pré-formadas são consideradas o meio mais durável e fiável para restaurar dentes anteriores primários gravemente fracturados ou cariados. As coroas de aço inoxidável são descritas como sendo fáceis de colocar, à prova de fractura, resistentes ao desgaste e fixam-se firmemente ao dente até à esfoliação.[38]

Indicações para utilização em Dentes Primários

As coroas em aço inoxidável são a restauração de escolha nas seguintes situações:
1. Extensa cárie dos dentes primários
2. Seguindo procedimentos de terapia de polpa
3. Como uma restauração preventiva
4. Restauração de molares primários afectados por problemas de desenvolvimento localizados ou generalizados
5. Como pilar para um mantenedor do espaço ou dentadura
6. Deve ser dada grande atenção à utilização de coroas de aço inoxidável em crianças que necessitam de anestesia geral para tratamento dentário.
7. Bruxismo severo[37]

Indicações para utilização em Dentes Molares Permanentes

1. Como restauração provisória de um dente partido ou traumatizado até que a construção de uma restauração permanente possa ser realizada ou até que o eventual estatuto ortodôntico seja estabelecido.
2. Quando as considerações financeiras são uma preocupação, os PMC permanentes são úteis como restauro a médio prazo e económico em casos clinicamente adequados.
3. Os PMCs podem ser utilizados em dentes com defeitos de desenvolvimento. As coroas são benéficas para restaurar a oclusão e reduzir qualquer sensibilidade causada por displasias de esmalte e dentina em pacientes jovens.

4. Restauração de um molar permanente que requer uma cobertura total.[37]

Diferentes tipos de Coroas de Aço Inoxidável

- **Coroas não aparadas** (por exemplo, Montanha Rochosa) - estas coroas não são aparadas nem contornadas, pelo que requerem muita adaptação e são demoradas.
- **Coroas pré-cortadas** (por exemplo, coroas Unitek em aço inoxidável, 3M Co., St. Paul, MN; e coroas Denvo) - estas coroas têm lados rectos não-contornados, mas são ornamentadas para seguir uma linha paralela à crista gengival. Continuam a necessitar de contorno e de corte.
- **Coroas pré-contornadas** (por exemplo, coroas Ni-Chro Ion e Unitek em aço inoxidável, 3M Co., St. Paul, MN)- estas coroas são pré-contornadas e são também pré-contornadas, embora possa ser necessária uma quantidade mínima de festoon e aparagem.[39]

Composição:

É utilizado o tipo de liga austêntica, por exemplo, Rocky Mountain e Unitek.

17-19% crómio

10-13% níquel

67% de ferro e

4% elementos menores.

Os tipos austênticos fornecem a melhor resistência à corrosão de todo o aço inoxidável.[39]

Vantagens

1. O seu tempo de vida é o mesmo que o de um dente primário intacto.
2. Proporcionam protecção à estrutura dentária residual que pode ter sido enfraquecida após a remoção excessiva da cárie.
3. A sensibilidade da técnica ou o risco de cometer erros durante a sua aplicação é baixa.
4. A sua relação custo-eficácia a longo prazo é boa.
5. Têm uma baixa taxa de falhas.[37]

Desvantagens

1. Tem um aspecto metálico desagradável.

2. Não pode ser utilizado quando o dente está apenas parcialmente em erupção.[37]

Modificações de Coroas de Aço Inoxidável

a. Coroas de aço inoxidável cortadas facialmente

Isto envolve a colocação de material composto numa fenestração labial de SSC. Embora haja uma melhoria na aparência, a técnica é demorada e as margens metálicas ainda são visíveis. Os médicos enfrentam mesmo problemas para controlar a hemorragia durante a aplicação de revestimento composto.

b. Coroas de aço inoxidável folheadas

Aqui as resinas compostas e termoplásticos são coladas ao metal. Este tipo de coroa prevenida foi desenvolvida para servir como uma solução conveniente, durável, fiável e estética para o difícil desafio de restaurar os incisivos primários gravemente cariados. Vários SSCs revestidos comercialmente disponíveis incluem coroas Cheng, coroas Kinder, coroas Nu-smile e Whiter biter, coroas pedo computacionais e coroas Dura.[2]

COROA DE AÇO INOXIDÁVEL DE FACE ABERTA

As coroas de aço inoxidável são as mais duradouras, rentáveis e fiáveis para a restauração de incisivos rigorosamente cariados e primários que são fracturados. Podem ser facilmente colocadas, resistentes à fractura, resistentes ao desgaste e continuam a fixar-se firmemente ao dente até à esfoliação. Foi introduzido por Hartmann em 1983.[1]

O Sucesso da Coroa de Aço Inoxidável de Face Aberta é Causado por:

1. Colagem firme de resina ao tecido dentário
2. Usando a ligação dentina
3. Gravura com ácido fosfórico. Uma estrutura rugosa e porosa pode ser formada sobre o restante cimento de ionómero de vidro. A resina não preenchida pode infiltrar-se nesta superfície irregular e dura, formar etiquetas de retenção e, assim, contribuir para a colagem.[37]

Vantagens:
- Económico
- Robusto
- Fácil de usar
- Bem adaptado ao dente

- Esteticamente agradável

Desvantagens:
* A hemorragia gengival ou a humidade está presente ou não pode ser controlada,
  * Difícil de gerir a contaminação da saliva e do sangue enquanto se faz o revestimento composto.
  * Aumento do tempo de cadeira
  * O metal pode aparecer na margem gengival da coroa.[1]

COROAS DE AÇO INOXIDÁVEL PREVENIDO

As coroas de aço inoxidável pré-fabricadas (PVSCC) oferecem uma potencial restauração estética e duradoura para dentes primários grosseiramente cariados, uma vez que estas coroas alegadamente combinam a durabilidade das SSC convencionais com o apelo estético da resina composta. As várias coroas pré-fabricadas disponíveis são coroas Cheng, Kinder Krowns, Nu- Smile, Dura.[1]

Os materiais utilizados para o folheado são:
* Materiais termoplásticos
* Resinas compósitas e epoxídicas

Os padrões de fixação são:
* Apenas superfície bucal
* Superfície bucal e oclusal.[36]

a) Coroas de Cheng

As coroas Cheng foram introduzidas em 1987 por Peter Cheng Orthodontic Laboratories. Trata-se de coroas anteriores pediátricas em aço inoxidável com um compósito de qualidade superior, baseadas em malha com um compósito fotopolimerizável. São coroas de aspecto natural, resistentes a manchas e estão disponíveis tanto para as coroas centrais direita e esquerda, laterais, como para as cúspides.[1]

Vantagens:
* Um procedimento de visita
* Menos sensível à técnica

- Coroas mais aceites
- Pode ser autoclavado
- Económico
- Resistente às manchas
- Não causa qualquer desgaste do dente oposto

Desvantagens:
- O folheado pode fracturar durante a fricção.[1]

b) Coroas Kinder

Estes são folheados compósitos de revestimento ligados à base fenestrada de SSC, oferecidos em dois tons de pedo 1, que é branco branqueado enquanto que o pedo 2 fornece a tonalidade mais natural.[1] Os Kinder Krowns podem ser utilizados na fabricação de pontes fixas para substituir os incisivos centrais primários perdidos. Estas coroas também têm uma retenção mecânica adicional chamada IncisaLock. Proporciona melhor retenção e mais espaço para o compósito, o que o torna forte sem a necessidade de sacrificar grande parte da estrutura dentária.[1]

c) Coroa de Nusmile

Nestas coroas, nano folheado compósito face a face colado directamente a alumina jateada com núcleo SSC. Está disponível em duas tonalidades de luz extra e luz. Pode resistir a uma carga elevada. As coroas Nusmile Crowns são polidas em vez de vidradas para reduzir o desgaste na dentição oposta. É fácil de colocar, tem alta resistência à fractura, maior compatibilidade e estabilidade da cor, maior retenção. Estão disponíveis como coroas pré-vegetadas e pré-contaminadas.[36]

Vantagens
- Coroas de aspecto natural
- Autoclavável
- Boa estética
- Aumento da longevidade
- Satisfação dos pais e dos doentes
- Menos tempo de cadeira
- Não descolorará

Desvantagens
* Saúde gengival deficiente
* Costly
* Bulky
* Crimpagem pode levar à fractura[1]

d) Coroa Dura

As coroas Dura são coroas folheadas de polietileno de alta densidade. Podem ser frisadas tanto na margem facial gengival como na margem lingual. Tem um bordo de faca completo. Estas coroas estão disponíveis numa única tonalidade.[35]

Vantagens
* Proporciona uma melhor estética.[1]
* As superfícies faciais e linguísticas podem ser frisadas.
* Facilmente aparado com tesouras de coroa
* Facilmente ornamentado
* Capacidades totais da margem da faca.[39]

Desvantagens
* A crimpagem da porção metálica enfraquecerá a face estética e poderá levar a falhas prematuras.
* Também requer uma grande redução dentária antes da colocação da coroa.[1]

Limitações das Coroas de Aço Inoxidável Prevenido

1. A adição de resina cria uma CSS com uma espessura aumentada em comparação com uma CSS convencional, e por isso é necessária uma preparação dentária mais extensa para permitir um ajuste e oclusão adequados.

2. O dentista não tem escolha na tonalidade da resina, e as coroas fornecidas são por vezes tão brancas que parecem artificiais na boca.

3. As coroas pré folheadas são substancialmente mais caras do que as tradicionais coroas de aço inoxidável.

4. A secção labial da margem não pode ser frisada, porque o material de resina colada se desprenderá. A região não crimpada, portanto, não encaixa tão precisamente como uma coroa de aço não crimpada.

5. As formas de coroa que são experimentadas, mas não encaixam, não podem ser esterilizadas sob pressão com calor elevado, porque tal tratamento destruirá a camada de resina anexada.

6. A remodelação dos folheados de resina é frequentemente necessária para eliminar a aparência demasiado convexa característica destas coroas, e isto leva tempo laboratorial ou clínico adicional.

7. Dificuldade em colocar múltiplas coroas aproximadas em pacientes com apinhamento ou perda de espaço devido ao volume.

8. O material de revestimento de resina é relativamente inflexível e quebradiço que tende a quebrar quando sujeito a força pesada.[37]

COROAS DE PEDO COMPUTA
As coroas Pedo Compu são coroas anteriores de aço inoxidável com revestimento de compósito de alta qualidade e com base em malha com uma coroa de compósito fotopolimerizável. São estáveis à cor e resistentes à placa.

Vantagens:
- Não usa o dente oposto
- Cor estável
- Aspecto natural[1]

COROAS FOLHEADAS DE POLIETILENO DE ALTA DENSIDADE
Coroas estéticas pré-formadas que são revestidas com polietileno de alta densidade que é termoformado sobre uma coroa pré-formada de aço inoxidável.

Vantagens
- Elevada elasticidade
- Grande resistência à flexão
- Pode resistir à força de corte
- Aspecto natural
- O polietileno de alta densidade adapta-se aos dentes por retenção mecânica e não se desengata facilmente
- Não ocorrem lascas, fissuras e fendas
- O polietileno de alta densidade tem maior densidade sobre a face composta que é normalmente utilizada.[1]

PEDO PEARLS
A forma da coroa metálica é semelhante à da coroa de aço inoxidável, mas é

completamente revestida com uma tinta epóxi de cor de dente. Estas coroas são feitas de alumínio em vez de aço inoxidável porque o revestimento epoxi adere muito melhor à primeira. Disponível em tamanho universal e pode ser usado em qualquer lado. Isto foi introduzido pela primeira vez em 1980.[1]

Vantagens
- São fáceis de cortar e crimpar sem lascar e o compósito também pode ser acrescentado posteriormente.[35]

Desvantagens
- São relativamente suaves e isto pode criar um problema de durabilidade a longo prazo.
- Em áreas de oclusão pesada, o revestimento branco irá desgastar-se.[38]

COROA DO NOVO MILÉNIO

Foram introduzidos no mercado pelo Success Essentials, Space Maintain Laboratory. Estas coroas são constituídas por material composto de resina que é melhorado em laboratório. São semelhantes à coroa de casaco Pedo e à coroa de tira.[35]

Vantagens
1. Altamente estético
2. A satisfação dos pais é elevada[37]
3. Podem ser acabados e remodelados com uma broca de acabamento de alta velocidade.[35]

Desvantagens
1. A maioria das técnicas sensíveis
2. O isolamento e hemostasia adequados são cruciais para um tratamento bem sucedido.
3. A higiene oral ideal antes do início do tratamento é preferível, mas nem sempre é possível.[37]
4. Muito frágil e mais caro do que outras formas de coroa
5. Não pode ser frisado.[35]

Indicações
1. Cáries extensivas ou multi-superficiais em incisivos primários
2. Incisivos primários congénitos mal formados

3. Incisivos primários descoloridos
4. Incisivos primários fracturados após trauma
5. Defeitos de desenvolvimento como Amelogenesis imperfecta[37]

Contra-indicações
1. Se a remoção da cárie resultar numa área de superfície dentária insuficiente para a colagem ou cárie subgengival extensa.
2. Se o controlo da humidade for difícil.
3. Impingir o overbite profundo
4. E a presença de doenças periodontais.[37]

COROA ZIRCONIA

Foi introduzido por John P Hansen & Jeffery P Fisher em 20103.Zircónia é uma forma de dióxido cristalino de zircónio.[1] Trata-se de cerâmica policristalina sem componente de vidro.
É o polimorfo que ocorre em três de:
- Monoclínico - zircónio puro estável em 1107 C°
- Tetraclonic - acima de 1107 C°
- Cara cúbica - em 2370 C°

A zircónia é actualmente a cerâmica dentária mais forte disponível e é também esteticamente agradável. Embora a zircónia seja amplamente aceite como material restaurador para a dentição permanente, é um material restaurador relativamente novo para a dentição primária. A investigação actual sobre coroas pré-fabricadas de zircónia de ajuste passivo para dentes anteriores primários é limitada.[37] A resistência mecânica destas coroas é semelhante à da coroa de aço inoxidável.[1]

Algumas das coroas de zircónio pediátricas disponíveis comercialmente são discutidas:
1. Coroas E Z Pedo
2. Coroas de NuSmile Zirconia
3. Coroas pediátricas Cheng Zirconia
4. Coroas pediátricas Kinder Zirconia[1]

Considerações importantes para o correcto assentamento da coroa de cerâmica

(a) Redução facial subgengival adequada

(b) Remoção completa da área do cingulum

(c) A superfície labial e lingual deve encontrar-se na borda incisal fina correspondente à borda incisal planeada para a restauração final. A borda incisal fina ajuda a reduzir as interferências internas entre o dente e as superfícies internas da coroa.[37]

COROAS CEREC - TODAS AS COROAS DE CERÂMICA

As coroas Cerec utilizam tecnologia CAD/CAM para o fabrico das coroas. Todo o procedimento pode ser completado numa única visita. Uma imagem digital do dente preparado é tirada e depois convertida em modelo de dente computadorizado em 3D, que é utilizado como modelo para o fabrico da coroa. Os blocos de cerâmica vêm numa grande variedade de tonalidades e cores e são combinados e seleccionados de acordo com os dentes adjacentes.[1]

Vantagens
- Visita única
- Poupança de tempo
- Não é necessária temporização
- Estética melhorada
- Muito durável

Desvantagens
- Muito caro
- Requer formação extra por parte do dentista para conhecer a tecnologia.[1]

3.RESTAURAÇÃO BIOLÓGICA

Introdução

O traumatismo dos dentes permanentes é um acontecimento bastante comum entre as crianças em idade escolar. A fractura da coroa apresenta quase 92% de todas as lesões traumáticas dos dentes definitivos. Os incisivos anteriores são mais frequentemente afectados (80% incisivos centrais e 16% incisivos laterais) porque a posição anterior da maxila e a protrusão do dente.[40] Traumatismo dentário anterior resulta frequentemente em problemas funcionais, estéticos, psicológicos e na redução da qualidade de vida do paciente. No passado, os dentes fracturados eram restaurados utilizando resina acrílica ou restaurações complexas de cerâmica associadas a metais. Estas restaurações não promoviam uma estética adequada a longo prazo, e também exigiam uma redução dentária significativa durante a preparação.[41]

A reconstrução adequada de dentes extensamente danificados pode ser conseguida através do procedimento de recolocação de fragmentos conhecido como **"Restauração Biológica"**.[42] As restaurações biológicas feitas a partir de dentes naturais extraídos parecem ser muito promissoras no que diz respeito à estética e ao baixo custo.[41]

Indicações

- Extensa lesão cariosa;
    - Superfície dentária insuficiente para reter amálgama/ restauração composta
    - Crianças com cáries desenfreadas
- Seguindo a terapia pulpar como um tratamento alternativo à coroa de aço inoxidável / resina composta.[3]

Vantagens

Como relatado por diferentes autores são os seguintes:

- A técnica é simples, permite a preservação da estrutura dentária sólida e proporciona uma excelente estética em comparação com resinas compostas e coroas de aço inoxidável, especialmente no que diz respeito à translucidez
- Permite a manutenção da vitalidade pulpar [42]
- Tem um baixo custo de tratamento
- Tempo de tratamento mais curto sem envolvimento de procedimentos laboratoriais.

* Menos hipóteses de corrosão galvânica
* Boa aderência à superfície do canal

-Utilizar fragmentos de dentes como material restaurador oferece suavidade superficial, adaptação cervical e desgaste fisiológico compatível com os dos dentes circundantes.
* As restaurações biológicas não só imitam a parte em falta das estruturas orais, mas também são biofuncionais.
* O tempo de cadeira clínica para procedimentos de colagem de fragmentos é relativamente curto, o que é muito interessante quando se trata de pacientes pediátricos.
* A restauração está menos sujeita a pigmentação extrínseca e acumulação de placas quando comparada com a resina composta.[3]

Desvantagens
Como relatado por diferentes autores são os seguintes:
* Embora requeira um curto tempo de cadeira clínica como quaisquer restaurações indirectas, as restaurações biológicas requerem uma fase laboratorial que pode tornar-se crítica
passo se não for devidamente manuseado.
* Apesar de simples, a técnica requer perícia profissional para preparar e adaptar adequadamente as coroas naturais à cavidade
* Dificuldade em obter dentes com as dimensões coronais necessárias
* Dificuldade em combinar a cor do fragmento com a cor remanescente do dente
* Além disso, ter fragmentos de dentes de outras pessoas na boca não é uma ideia agradável para alguns pacientes e muitos deles recusam-se a receber este tratamento
* A técnica é considerada difícil para os alunos da UG
* A utilização de fragmentos muito finos onde toda a dentina é removida reduz a resistência à fractura do fragmento colado
* Disponibilidade de dente do banco de dentes. (K Sanches et al 2007).[3]

Esterilização dos dentes
O melhor método de esterilização dos dentes extraídos ainda não foi definido. O vapor de vapor húmido é a técnica mais frequentemente utilizada na restauração biológica e a mais recomendada. Foi verificado através de cultivos microbiológicos

e SEM que o vapor de vapor húmido é um método seguro para eliminar microrganismos sem interferir com a ligação de fragmentos.

Outras formas de esterilização dos dentes extraídos são: óxido de etileno e radiação gama.[3]

Factores a considerar para a Restauração Biológica

- Tempo passado na cadeira de dentista
- Custo total do tratamento
- Possibilidade de necessidade de reparação
- Aceitabilidade por parte do doente e dos pais[3]

Retracção de fragmentos

As fracturas coronais dos dentes anteriores são uma forma comum de traumatismo dentário que afecta principalmente crianças e adolescentes. A maioria das lesões dentárias envolve os dentes anteriores, especialmente os incisivos superiores (devido à sua posição na arcada), enquanto que os incisivos centrais inferiores e os incisivos laterais superiores estão menos frequentemente envolvidos. **Chosack e Eildeman** publicaram o primeiro relatório de caso sobre a reimplantação de um fragmento de incisivo fracturado em 1964. **Tennery** foi o primeiro a relatar a reimplantação de um fragmento fracturado utilizando a técnica do ácido.[43]

Nesta era adesiva, várias técnicas e materiais estão disponíveis para o dentista a fim de proporcionar ao paciente bons resultados estéticos e funcionais. Uma abordagem multidisciplinar é a chave. A recolocação de fragmentos é a opção mais conservadora que estabelece a harmonia funcional bem como estética. O paciente deve deixar o consultório dentário revivido da dor e com restauração estética permanente.

Vários materiais tais como compósito, resina de dupla cura, GIC fotopolimerizável, podem ser utilizados para fins de reimplantação. As decisões de tratamento têm de ser tomadas caso a caso para o paciente individual. A técnica de recolocação de dentes produz um bom resultado estético e funcional. Além disso, a auto-estima do paciente permanece positiva devido à manutenção da aparência natural do dente. [44]

Procedimento

- A dentina e o esmalte foram gravados com um gel de ácido fosfórico a 37%, lavados, e revestidos com um sistema adesivo à base de etanol.

- O adesivo não estava fotopolimerizado nesta altura. O fragmento de dente coronal foi fixado por um dispositivo "pick-and-stick" a fim de facilitar o seu manuseamento.
- A superfície fracturada do fragmento foi tratada com 37% de gel de ácido fosfórico durante 30 segundos, seguido de um enxaguamento delicado.

- O sistema adesivo foi então aplicado na superfície gravada.
- A resina compósita foi aplicada tanto na superfície dos fragmentos como na superfície dos dentes.
- O segmento fracturado foi então colocado com precisão sobre o dente, prestando especial atenção ao encaixe entre os segmentos.
- Quando a posição original tinha sido restabelecida, o excesso de resina foi removido e a área foi fotopolimerizada durante 40 segundos em cada superfície, certificando-se de que nenhum deslocamento do fragmento ocorreu antes da polimerização adesiva/resina estar completa.
- As margens foram devidamente acabadas com brocas de diamante e polidas com uma série de discos Sof-Lex (3M ESPE) e pasta de polimento de diamante.
- A barragem de borracha foi removida e os tecidos gengivais foram reposicionados e suturados.
- A oclusão foi cuidadosamente verificada e ajustada, e o paciente foi dispensado após receber instruções para evitar exercer uma função pesada sobre este dente e para seguir os procedimentos regulares de cuidados domiciliários relativos à higiene oral.
- O paciente regressou para um, 6 e 14 meses de seguimento e observou-se que tanto os tratamentos endodônticos como restaurativos permaneceram clinicamente aceitáveis durante todo o tempo.
- Embora a linha de reimplantação possa ser notada de perto, o paciente ficou muito satisfeito com os resultados e optou por não ter a linha mascarada com um folheado composto parcial.

Vantagens

- Gestão mais rápida e conservadora
- Uma melhor estética como sombreamento e translucidez será perfeita.
- A aresta incisal irá desgastar-se a uma velocidade semelhante à dos dentes adjacentes.

- Uma resposta emocional e social positiva por parte do paciente[45]
- A recolocação de fragmento de dente permite a restauração do dente com o mínimo sacrifício da estrutura dentária restante.[43]

Desvantagens:
- Mudanças de cor do fragmento colado
- Menos resultado estético se o fragmento de dente estiver desidratado
- Longevidade desconhecida
- Necessidade de monitorização contínua[45]

Pôntico Dental Natural

Introdução

Os dentes anteriores têm uma funcionalidade mecânica, mas é a estética facial comprometida associada à perda de dentes que é a principal preocupação de qualquer paciente. A perda súbita de um dente anterior é um evento catastrófico para um paciente. As razões comuns para a perda de dentes incluem traumas, periodontite grave, e falhas endodônticas, etc. A maioria dos pacientes exige a substituição imediata do dente por causa da estética comprometida.

Natural Tooth Pontic (NTP) oferece uma excelente combinação de cor, forma e tamanho, aumentando assim a aceitação psicológica e social do paciente com um custo mínimo envolvido.

Uma variedade de materiais de tala periodontal, tais como os fios ortodônticos multi-flex, malhas de aço, tala de vidro ou fibra, etc., pode ser utilizada para talhar o pôntico para os pilares estáveis adjacentes através de resina composta. Estas técnicas têm falta de colagem entre compósito e metal ou nylon, levando à fractura na interface compósita. A introdução de materiais de reforço de fibra de ligação feitos de polietileno e vidro de ultra-alto peso molecular (ponto de trança) proporciona um reforço multidireccional quando incorporado no compósito, criando uma estrutura laminada que aumenta a resistência à flexão e é resistente à fractura.[46]

Técnica
- **Passo 1:** Após a formulação do plano de tratamento, extraímos o dente atraumaticamente sob anestesia local. A coroa foi separada da raiz, utilizando um disco diamantado. A abertura apical do canal da polpa foi limpa, ligeiramente aumentada e selada com resina composta. Foi concebido um pôntico modificado para a zona cervical a fim de facilitar a limpeza e dar um

perfil de emergência ao pôntico dentário natural.

- O pôntico foi estabilizado na tomada de extracção com uma tala de fio de resina como restauração provisória, para manter a arquitectura gengival para a prótese final e ao mesmo tempo satisfazer as elevadas exigências estéticas do paciente. Entretanto, o incisivo central adjacente foi tratado endodonticamente.

- **Passo 2:** O paciente foi chamado de volta após 1 mês para avaliar a saúde dos tecidos moles na tomada de extracção e para remover a tala provisória

- O pôntico foi limpo com pedra-pomes, lavado, e mantido em solução salina normal até nova utilização.

- O baixo estatuto socioeconómico e as elevadas necessidades estéticas do paciente exigiam que uma ponte de resina fosse fabricada utilizando o dente extraído como pôntico.

- Os dentes adjacentes foram preparados para serem utilizados como pilares para a ponte de resina colada, o que envolveu uma redução lingual de 0,5 mm do esmalte e uma margem supragengival que se estende 1 mm até ao centro do contacto interproximal, com uma linha de acabamento palatal que foi de 2 mm gengival até ao bordo incisal para uma estética óptima.

- Para uma correcta retenção e caminho de inserção, foi necessária uma redução axial adequada e paralela da superfície proximal adjacente à área edêntula, estendendo-se lingualmente ao contacto interproximal planeado. As impressões elastoméricas dos arcos maxilares e mandibulares foram tomadas com adição de silicone, os moldes foram preparados com pedra dentária.

- **Passo 3:** O pôntico dentário natural foi estabilizado utilizando resina acrílica fotopolimerizável no molde maxilar para manter o seu alinhamento adequado com os dentes adjacentes. Foi também preparada uma trava de retenção no aspecto palatino do pôntico dentário natural (4 mm de altura, 3,5 mm de largura, e 2 mm de profundidade)

- Foi formado um padrão indirecto de cera (Renfert, Schuller Alemanha, Esslingen, Alemanha) nos dentes preparados, e foi feita uma fundição Wiron 99 (Bego USA, Lincoln RI, USA).

- O pôntico foi removido do molde e colocado na fechadura de retenção da peça fundida.

- Na consulta seguinte, a colocação da prótese fixa, a oclusão foi verificada e a prótese parcial fixa de resina com o pôntico dentário natural foi cimentada sobre os dentes de pilar preparados, utilizando resina de dupla cura.[47]

Vantagens:
- Excelentes resultados estéticos;
- Preservação da estrutura natural da coroa;
- O dente extraído pode ser substituído na mesma visita;
- Não é necessário trabalho de laboratório;
- Reduz o impacto psicológico sobre o paciente;
- Esta técnica é reversível e permite a avaliação de outras opções restauradoras;
- Pode ser utilizado como uma prótese provisória ou definitiva:
- A micro-resiliência do pôntico permite a estimulação do tecido subjacente e evita a reabsorção excessiva da crista pós-extracção.[48]

Desvantagens:
- Apresentam desvantagens estéticas e funcionais e preservam inadequadamente a tomada de extracção.
- Os dentes acrílicos pré-fabricados utilizados como pônticos colados aos dentes adjacentes podem apresentar desafios no que diz respeito à correspondência de cor, tamanho e forma, e muitas vezes requerem modificações substanciais para se conseguir uma aparência aceitável. [49]

4.REABILITAÇÃO PROTÉTICA DE DENTES PRIMÁRIOS EM FALTA

APARELHO HAWLEY'S

O tratamento protético pode desempenhar um papel importante no tratamento de crianças cuja dentição não se desenvolve normalmente. A ausência congénita de dentes é uma das razões mais frequentes para a necessidade de dentaduras completas e parciais para crianças pequenas. Algumas condições genéticas, tais como displasia ectodérmica hipoidrótica e síndrome de Papillon-Lefevre, podem causar oligodontia ou anodontia. Os dentes perdidos durante os anos de dentição primária provocarão uma erupção dos dentes succedentários mais tarde do que o normal. Isto significa que os aparelhos devem ser monitorizados, ajustados, e possivelmente substituídos durante um período de tempo mais longo.

De facto, ser desdentado tem muitas consequências, a deficiência da fala, a deformação dos hábitos linguísticos, e uma má nutrição, devido ao facto de a mastigação ser difícil ou impossível. Além disso, os dentes primários são necessários para a aquisição e maturação de diversas funções, que são importantes para um crescimento normal. Além disso, nestes pacientes, a má aparência dos dentes pode afectar a auto-estima, o que desafia o clínico.[50]

Retentor do Hawley:

O retentor mais utilizado, concebido na década de 1920 como um aparelho activo removível. Incorpora fechos nos dentes molares e um laço labial exterior característico com laços de ajuste, que vão de canino a canino. O arco exterior proporciona um excelente controlo dos incisivos, mesmo que não esteja ajustado para os retrair. Quando são extraídos os primeiros pré-molares, uma função de um retentor é manter o espaço de extracção fechado, o que o desenho padrão não pode fazer. Uma modificação comum do retentor Hawley para utilização em caixas de extracção é um arco soldado à secção bucal do fecho de Adão nos primeiros molares, para que a acção do arco ajude a manter o local de extracção fechado. Os desenhos alternativos para caixas de extracção são envolver o arco labial em todo o arco, utilizando fivelas circunferenciais nos segundos molares para retenção ou para levar a extensão do fio labial para longe para controlar os caninos. Os fechos circunferenciais no molar terminal podem ser preferidos ao fecho mais eficaz do Adam se a oclusão for apertada.[51]

Indicação:

- Para manter os dentes numa nova posição após a correcção ortodôntica e para evitar recaídas até ao preenchimento ósseo em torno dos dentes movimentados.
- Para mover os dentes mesiodistalmente e vestibularmente.
- pode ser utilizado para corrigir mordidas cruzadas anteriores simples.[3]

Vantagens:

- Limpeza e remoção fáceis.
- Fácil de fazer ajustes.
- Estabelecer a estética.
- Mastigação.
- Os tecidos de suporte permanecem saudáveis.
- Prevenção de maus hábitos.
- O acrílico palatino oferece uma ancoragem significativa.

Desvantagens:

- Como qualquer outro aparelho amovível, o sucesso ou fracasso depende inteiramente da adesão do paciente.
- O discurso pode ser afectado.
- Apenas o movimento de inclinação pode ser alcançado
- Os dentes rodados são extremamente difíceis de corrigir.[3]

Componentes do aparelho do Hawley

- Base em acrílico para apoiar os elementos do aparelho
- O fecho de Adão retém o inimigo do aparelho
- Arco labial para retracção e estabilização

Modificação do aparelho de Hawley

1. Aparelho de Hawley com placa de mordedura anterior...

Utilizado para tratamento de mordedura profunda anterior. É fabricada através da extensão da placa base atrás dos incisivos maxilares em ruga palatina de canino para canino. Quando os dentes estão em contacto com este plano de mordedura, deve haver um espaço de 1-2 mm na região posterior. Isto levará a uma supra-erupção dos dentes posteriores inferiores, corrigindo assim eficazmente a mordida profunda.

2. O aparelho de Hawley com placa de mordedura posterior...

Utilizado para tratamento de mordedura cruzada anterior juntamente com molas. O plano de mordedura posterior estende-se desde a região pré-molar até ao último molar em erupção no arco. A principal função desta mordedura é impedir o fecho dos dentes anteriores, permitindo assim que o aparelho quebre a mordedura e permita a correcção da mordedura cruzada.

3. O aparelho de Hawley com berço de língua...

É um aparelho removível passivo que consiste num berço de língua adicional com o aparelho de Hawley. É utilizado como quebra-velhos, tais como chupar o polegar e empurrar a língua, dependendo do tipo e da colocação dos berços.[52]

ARCO PALATINO DE NANCE MODIFICADO

A perda de espaço, geralmente não ocorre no segmento anterior se os caninos primários estiverem presentes na oclusão. Mas a perda de dentes anteriores, por outro lado, actua como um grande revés para o paciente em crescimento, devido às razões estéticas. Pode levar a troça por grupos de pares na escola, causando traumas psicológicos à criança em crescimento. O desenvolvimento de hábitos deletérios como o empurrar da língua, a postura de repouso frontal da língua é também uma preocupação após a perda prematura dos dentes anteriores. Tem também impacto no desenvolvimento da fala e na capacidade de articular certos sons da fala, afectando assim a personalidade global da criança em crescimento.

Todos estes factores exigem a substituição dos dentes anteriores por um aparelho que satisfaça as necessidades estéticas e funcionais. Um aparelho removível anterior que incorpora dentes artificiais satisfaz as necessidades estéticas dos jovens pacientes, mas quando considerados os factores como a cooperação no desgaste, conforto, perda ou dano do aparelho, tais aparelhos removíveis são problemáticos.

Os aparelhos fixos, por outro lado, se correctamente concebidos, são menos

prejudiciais para os tecidos orais e menos incómodos para o paciente pediátrico, garantindo assim a conformidade e a   longevidade do vestuário   .
Tradicionalmente, o tratamento de escolha para a perda dentária posterior prematura e bilateral dos maxilares é a colocação de um aparelho Nance. Foi descrito pela primeira vez por **Nance** em **1947**, e é ainda hoje muito popular na medicina dentária pediátrica. O aparelho é cimentado com bandas colocadas nos dentes molares e um botão acrílico palatino colocado na região da rugaepalatina, na parte anterior do palato.[53]

Procedimento-

- Na primeira visita, as bandas molares são fabricadas nos molares decíduos superiores direito e esquerdo.
- Uma impressão de alginato de boca cheia com bandas no lugar feitas para o arco maxilar.
- A impressão mandibular também deve ser feita e o registo da mordida de cera deve ser feito. Sob procedimentos de laboratório, modelos de pedra moldados a partir das impressões. É utilizado um fio de aço inoxidável de 19 calibres e é feito um arco palatino de Nance.
- A extremidade distal do fio repousa em contacto com a superfície palatina das bandas molares maxilares e deve ser soldada.
- Uma estrutura de arame adicional feita de fio de calibre 21 soldado no aspecto anterior da estrutura Nance padrão que se estendia da mesial de um canino à superfície labial da crista maxilar até à mesial do outro canino.
- A estrutura metálica é então encerada com dentes e foram efectuados procedimentos de rotina.
- O aparelho deve ser removido após a cura térmica do acrílico, seguida de acabamento e polimento.
- No próximo encontro, deverá ser feita uma prova do aparelho e ajustamentos oclusais.
- Finalmente, o aparelho acabado cimentado utilizando o cimento de ionómero de vidro.
- Instruções dadas ao paciente relativas à manutenção da higiene oral e ao consumo de dieta suave durante as primeiras horas após a cimentação do aparelho.
- O paciente deve ser chamado de volta após uma semana para verificar qualquer impacto do aparelho e alterar a marcação de consulta de 6 meses dada.[53]

Indicação-
- Perda bilateral do molar decíduo.
- Ineficiência mastigatória.
- Hábitos orais anormais.
- Aspecto inestético.
- Perda de dentes anteriores em idade precoce.

Contra-indicação-
- Lesões palatinas
- Se algum dos molares não tiver entrado em erupção.[54]

Vantagens
- Estética,
- Restauração da eficácia mastigatória e da fala.
- Prevenção do desenvolvimento de hábitos orais anormais.

Desvantagem-
- Acumulação de resíduos alimentares e placa bacteriana.
- Hiperplasia do tecido.[55]

Modificações
Aparelho de nança modificado para distalização molar unilateral.

RESINA COMPOSTA REFORÇADA COM FIBRA DE VIDRO RESPONSÁVEL PELO ESPAÇO

Os desafios enfrentados pelos dentistas nas substituições artificiais de dentes perdidos e desaparecidos são múltiplos. Incluem múltiplas consultas, restaurações provisórias, e custos de laboratório. Embora os implantes e uma variedade de técnicas de ponte tenham sido bem comprovados, e estejam a servir-nos muito bem, novas opções estão constantemente a ser procuradas para superar alguns destes inconvenientes.

As fibras mais frequentemente utilizadas em aplicações dentárias para reforço são o polietileno, vidro, polipropileno, carbono ou aramida. A matriz é constituída por resina epoxi que mantém a posição e orientação do reforço e contribui para a rigidez e resistência de uma prótese. A capacidade de reforço das fibras depende da resina utilizada, da forma e quantidade de fibras na matriz de resina, comprimento, orientação, aderência das fibras à matriz de polímero e impregnação das fibras com a resina.

Há muitos tipos de fibras disponíveis para reforço e cada tipo tem as suas próprias características únicas. Por exemplo, as fibras de vidro parecem ser as fibras de escolha em aplicações dentárias devido à boa aderência das fibras de vidro silanizadas aos mono e dimetacrilatos e devido às boas propriedades estéticas. Além disso, a subestrutura FRC polimerizada com luz retém uma camada adesiva inibida com oxigénio na sua superfície externa que permite uma ligação química directa com o compósito de revestimento, eliminando assim a necessidade de retenção mecânica, como seria necessário com uma subestrutura metálica.

As fibras de vidro são pré-tratadas com organo-silanos e as fibras de polietileno são sujeitas a tratamento de plasma a gás frio que aumenta a sua molhabilidade e ligação química.[56]

Existem dois tipos de fibras de vidro

- E-glass
- S-glass

O e-glass é utilizado em materiais dentários.

O C-glass foi utilizado em aplicações químicas que exigem uma maior resistência à corrosão aos ácidos do que a fornecida pelo E-glass.

Fibras de vidro de vários tipos são normalmente utilizadas em produtos de laboratório dentário, enquanto reforços poliméricos, tais como polietileno de peso molecular ultra-alto, são frequentemente utilizados para aplicações no lado da cadeira. Os postes são feitos de fibras de carbono ou de vidro. A resistência à flexão das fibras de polietileno é menor em comparação com as fibras de vidro e são ideais como restaurações provisórias, tais como fissuras ou pontes adesivas directas.[56]

Os mantenedores de espaço de resina composta reforçada com fibra podem ser uma alternativa viável aos mantenedores de espaço fixo convencionais utilizados na odontologia pediátrica.[5]

<u>BLEACHING</u>

Introdução

A estética dos dentes é de grande importância para os pacientes, incluindo a cor dos dentes. A cor dos dentes é influenciada por uma combinação da sua cor intrínseca e pela presença de quaisquer manchas extrínsecas que se possam formar na superfície do dente.

A cor dos dentes pode ser melhorada através de uma série de métodos e abordagens, incluindo o branqueamento de pastas de dentes, limpeza profissional por escamação e polimento para remover manchas e tártaro, branqueamento interno de dentes não vitais, branqueamento externo de dentes vitais, microabrasão de esmalte com abrasivos e ácido, colocação de coroas e facetas.[58]

História

Em 1966 Schneider et al documentaram a utilização da faixa gengival de peróxido para curar tecido periodontal. O branqueamento dentário foi mais tarde observado como um efeito secundário não intencional. No final dos anos 60, Klusmier notou um efeito branqueador ao utilizar o óxido de peróxido em posicionadores ortodônticos.

Em 1989, Heyman e Haywood introduziram o branqueamento vital da guarda nocturna. Em 1989, Fischer criou o peróxido de carbamida de opalescência. Esta formulação de gel branqueador ainda é a base para a maioria dos géis nocturnos em uso actualmente e foi o primeiro sistema de branqueamento aprovado pela ADA. A primeira descrição da técnica de branqueamento ambulante com mistura de perborato de sódio e água destilada foi mencionada num relatório de congresso da Marsh e publicado pela Salvas.[59]

Definição:

O clareamento da cor do dente através da aplicação de um agente químico para oxidar a pigmentação orgânica no dente é referido como *Branqueamento*. (**Sturdevent-4th edição**).

O branqueamento dos dentes é normalmente de dois tipos:

- Não Vital
- Vital.

O seu modo de acção baseia-se no peróxido de hidrogénio que oxida manchas soltas e matéria orgânica quando activado pela luz ou calor, mas não é utilizado perto da superfície do dente.

O peróxido de hidrogénio é um forte agente oxidante que produz radicais livres, aniões de peróxido de hidrogénio e moléculas reactivas de oxigénio. Propõe-se que estas moléculas reactivas penetrem no dente e reduzam as moléculas de cromóforo de cor escura e de cadeia longa em variantes mais pequenas e, portanto, menos coloridas e mais difusíveis. Pensa-se que a solução branqueadora atinge e entra na dentina superficial. O sucesso depende, portanto, da capacidade do agente de alcançar as moléculas cromóforas e da duração e frequência da exposição ao agente [Ian et al., 2006].

O branqueamento não vital é indicado para dentes não vitais tratados endodonticamente que estejam descoloridos, desde que
> o enchimento do canal radicular bem condensado deve estar presente;
> O enchimento insatisfatório deve ser substituído;
> estão disponíveis radiografias e fotografias pré-operatórias para comparação.

O branqueamento vital pode ser de cadeira, branqueamento de escritório, branqueamento de potência e é adequado para uma ligeira coloração de tetraciclina, fluorose ligeira, esclerose da câmara/envelhecimento da polpa.[38]

Causas da descoloração dos dentes
1. Trauma ou infecção do dente primário pode causar a descoloração do dente permanente relacionado.
2. A ingestão crónica de flúor durante a infância ou o tratamento com tetraciclina pode causar manchas intrínsecas.
3. A descoloração dos dentes também foi relatada quando a minociclina foi utilizada como medicamento intracanal em incisivos permanentes imaturos.[59]

Condições orais e outras condições que contra-indicam o branqueamento dentário
Algumas das condições que precisam de ser resolvidas ou tomadas em consideração antes do branqueamento para que as estratégias adaptativas possam ser consideradas incluem
1. Boca seca;
2. Perturbações enzimáticas;
3. Perturbações do tracto respiratório ou digestivo;
4. Asma;
5. Alergia ao vinil;
6. Hipersensibilidade aos compostos de hidrogénio;
7. Respiração bucal;
8. Cárie dentária não restaurada;
9. Superfícies de raiz francamente expostas;

10. Dentes partidos;
11. Erosão severa do esmalte devido à ingestão de bebidas ácidas ou carbonatadas ou regurgitação gástrica;
12. Moagem parafuncional;
13. Má higiene oral.[60]

Branqueamento em Crianças e Adolescentes

Geralmente os pacientes são candidatos a branqueamento quando têm 10 anos de idade ou mais, como é o caso quando os dentes permanentes entram em erupção. No entanto, se um jovem tem um problema de descoloração é melhor alvejar os dentes do que esperar e fazê-los lidar com o constrangimento da descoloração. Embora o branqueamento dos dentes tenha sido realizado em crianças com apenas quatro anos de idade, raramente é feito em crianças com menos de seis anos de idade. A única indicação para o branqueamento primário do dente é o escurecimento do trauma sem patologia.

O perborato de sódio é encontrado com sucesso no branqueamento de dentes primários e pode ser recomendado como uma alternativa segura para o branqueamento de dentes primários desvitalizados com descoloração intrínseca.[59]

Eficácia do Branqueamento em Crianças

O branqueamento nocturno da guarda vital utilizando peróxido de carbamida a 10% tem sido o método mais amplamente investigado para o branqueamento dentário. Tem demonstrado ser eficaz para o clareamento de dentes primários descoloridos por trauma. Entre os adolescentes, o sistema de bandeja de gel 10% H O e as tiras branqueadoras de gel 6,5% H2O2 revelaram-se igualmente eficazes.[59]

Tratamento de flúor após o branqueamento

A solução neutra de fluoreto de sódio pode ser aplicada ao dente ou dentes após a conclusão de um regime de branqueamento para encorajar a remineralização sem quaisquer efeitos secundários.[59]

Os efeitos histológicos do branqueamento são

1. Ligeira inflamação superficial,
2. Extravasamento de eritrócitos,
3. Hemorragia focal superficial,
4. Também se podem ver danos pulpares reversíveis de baixo grau com inflamação aguda e actividade odontoblástica isolada.[38]

Factores que influenciam o branqueamento dos dentes

1. Tipo de lixívia

A maioria dos estudos contemporâneos sobre branqueamento dentário envolve a utilização de peróxido de hidrogénio ou de peróxido de carbamida. Este último material é um adutor de ureia e de peróxido de hidrogénio que em contacto com a água se decompõe em ureia e peróxido de hidrogénio.

Uma fonte alternativa de peróxido de hidrogénio é o percarbonato de sódio e este tem sido utilizado num produto contendo polímero de silicone que é pintado sobre os dentes formando uma película durável para procedimentos de branqueamento nocturno.

2. Concentração e tempo

Dois dos factores-chave na determinação da eficácia global do branqueamento dentário a partir de produtos contendo peróxido são a concentração do peróxido e a duração da aplicação.

3. Calor e luz

A taxa de reacções químicas pode ser aumentada aumentando a temperatura, onde um aumento de 10°C pode duplicar a taxa de reacção. A utilização de luz de alta intensidade, para aumentar a temperatura do peróxido de hidrogénio e acelerar a taxa de branqueamento químico dos dentes, foi relatada em 1918 pelo Abbot.

4. Outros factores

O tipo de mancha intrínseca e a cor inicial do dente podem desempenhar um papel significativo no resultado final do branqueamento dentário. A coloração de tetraciclina ligeira a moderada tende a responder a regimes de branqueamento dos pés estendidos de 2-6 meses.

Para dentes não tectraciclínicos, uma meta análise de estudos clínicos de branqueamento dentário com placebo controlado, aplicado por doentes, utilizando peróxido de carbamida a 10%, revelou que 93% das pessoas que utilizaram o produto peróxido e 20% que utilizaram o placebo exibiram uma mudança de duas unidades guia de tonalidade.[58]

Branqueamento assistido por laser

Os lasers de dióxido de carbono, árgon e diodo são os mais comummente utilizados. Um novo tipo de laser chamado KTP laser está a tornar-se cada vez mais popular. É principalmente utilizado em cirurgia plástica (por exemplo, remoção de tatuagem, hemangioma, e melanose). O KTP (Karium- Titanium-Phosphoric acid), é um tipo de laser Nd:YAG. O gel fluoreto deve ser aplicado após 30s de branqueamento [Kinoshita, et al. 2009].[38]

Complicações
> Reabsorção cervical.
> Sensibilidade.
> Inversão de cor.
> Os dentes escurecem com o tempo [Ian et al., 2006].[38]

Efeito do clareamento nas restaurações
Resinas compostas
Pode causar aumento da rugosidade, porosidades, diminuição da microdureza da superfície, resistência à fractura, adsorção de proteínas salivares, redução da força de ligação do composto de esmalte.

Ionómero de vidro
Causa degradação da superfície, amolecimento, aumento da libertação de flúor e a fixação do cimento é inibida devido à libertação de oxigénio [Attin, Hannig e Wiegand et al., 2004].[38]

Recaída de Branqueamento
Para prolongar os efeitos de branqueamento, pode ser utilizada uma pasta de dentes branqueadora. Isto pode ajudar a sustentar a melhoria e retardar a reversão à sua tonalidade original, especialmente para crianças que comem doces carregados de corantes. Mesmo as colas e os refrigerantes de fruta podem refrear os dentes recém-clareados nas crianças.[59]

Manutenção e armazenamento
As bandejas branqueadoras para crianças podem ser limpas com água fria e uma escova de dentes macia utilizando a solução de sabão suave sugerida pelo fabricante, o enxaguamento bucal diluído ou uma pasta de dentes. Depois de seco, deve ser armazenado num recipiente robusto para evitar distorção e contaminação.[59]

5.VENEERS

Introdução

Como as restaurações esteticamente agradáveis de dentes jovens malformados ou descoloridos têm sido um problema perplexo para o dentista, nos últimos anos, uma abordagem conservadora para melhorar o aspecto estético levou a uma utilização generalizada do sistema de folheado. Tipicamente, os folheados são feitos de compósito do lado da cadeira, compósito processado, porcelana, ou materiais cerâmicos fundidos. O sorriso perfeito melhora a autoconfiança, a personalidade, a vida social e tem um efeito psicológico na melhoria da auto-imagem com aumento da auto-estima do paciente. A melhoria do sorriso torna-nos gratificantes e abre portas para a nova dimensão do tratamento dentário com facetas.[5] Embora estejam disponíveis opções de tratamento como a remoção de manchas superficiais, branqueamento, microabrasão ou macroabrasão, folheamento e colocação de coroas de porcelana, uma abordagem conservadora como o folheado preserva o dente natural tanto quanto possível.[61]

"Uma faceta é uma camada de material colorido do dente que é aplicada a um dente para restaurar esteticamente defeitos localizados ou generalizados ou descolorações intrínsecas".[5]

História

Os folheados de porcelana foram introduzidos pelo Dr Charles Pincus em Hollywood na década de 1930, para melhorar a aparência de um actor para grandes planos na indústria cinematográfica. O Dr. Pincus fixou temporariamente estes folheados finos com um pó adesivo de dentadura.

Na década de 1970, Faunce descreveu um folheado de resina acrílica pré-fabricado de uma só peça como uma alternativa melhorada à ligação directa da resina composta. Estas facetas eram revestidas com acetato de etilo ou cloreto de metileno líquido e revestidas ao dente gravado com uma resina composta.

O conceito de folheados laminados, apesar de existirem costas longas, ganhou superfície em 1975 por Rochette que introduziu o uso de agente de acoplamento de silano com folheados laminados de porcelana de reparação de incisivos fracturados. Depois, a popularidade do laminado de porcelana disparou nos anos 80, em parte devido à sua natureza conservadora e às investigações dentárias na técnica gravada e novos métodos de colagem.[5]

Tipos de folheados
1) Com base na preparação dos dentes
> Folheados parciais

> Folheados completos

Folheados parciais - Os folheados parciais são indicados para a restauração de defeitos localizados ou áreas de descoloração intrínseca.

Facetas completas - Facetas completas são indicadas para a restauração de defeitos generalizados ou áreas de coloração intrínseca envolvendo a maior parte da superfície facial do dente.[5]

2) Com base em materiais e técnicas aplicadas
> Revestimentos compostos directos

> Revestimentos compostos directos-indirectos e laminados acrílicos pré-formados

> Facetas indirectas (de laboratório) de acrílico, compósito, porcelana e vitrocerâmica[62]

Folheado compósito directo
Vantagens: -
- Disponível para todos os dentistas
- Abordagem conservadora
- Excelente estética
- Excelente resposta gengival
- Reparação fácil
- Preço aceitável

Desvantagens:-
- Dificuldades técnicas
- Requer experiência clínica
- Impróprio para dentes com alta descoloração

Folheado de porcelana indirecto
Vantagens: -
- Abordagem conservadora
- Excelente estética

* Muito boa resposta gengival

Desvantagens:-
- Requer duas marcações

* Requer mais preparação
* Dificuldades técnicas
* Reparação difícil
* Preço elevado

Revestimento composto directo-indirecto
Vantagens: -
* Abordagem conservadora
* Excelente estética
* Excelente resposta gengival
* Polimerização completa
* Reparação fácil
* Preço aceitável

Desvantagens:-
* Requer competências técnicas
* Requer tempo prolongado
* Requer aparelhos extra[62]

3) Com base no método de fabrico
> Revestimentos de resina composta directamente fabricados (ou seja, colocados à mão livre), e
>> Facetas fabricadas indiretamente, tais como laminados pré-formados ou resina acrílica fabricada em laboratório, resina microfiltrada, ou facetas de porcelana.[5]

Indicações para a colocação de folheado

* Existem evidências para a sua utilização em fracturas dentárias, diastema,
* Dentes com malformações,
* Mudança de posição, descolorações
* As facetas são indicadas na restauração de dentes permanentes fracturados em crianças para melhoria da força e realização de estética satisfatória[62]

Contra-indicações para a colocação de folheados
- Dentes com formação defeituosa do esmalte
- Dentes com material de coroa insuficiente
- Dentes permanentes jovens
- Dentes com padrões de desgaste oclusal severo, devido a hábitos Para-

funcionais
- Envolvimento periodontal severo e apinhamento severo

- Higiene oral deficiente[5]

Revestimentos laminados de porcelana

"Uma restauração cerâmica de ligação fina que restaura a superfície facial e parte das superfícies proximais dos dentes que necessitam de restauração estética".

As facetas de porcelana, alternativamente designadas por facetas dentárias ou laminados de porcelana dentária, são conchas finas de porcelana que são coladas na superfície facial dos dentes de modo a criar uma melhoria cosmética para um dente.

Indicações:
1. Dentes descoloridos
2. Dentes fracturados
3. Fechamento de diastema
4. Mal posicionamento ligeiro
5. Altura da coroa a aumentar

Contra-indicações:
1. Dentes com esmalte insuficiente ou inadequado para uma retenção suficiente.
2. Grande aglomeração
3. Hábitos parafuncionais como Bruxismo, aperto
4. Grandes defeitos de Classe IV não devem ser restaurados com facetas devido à grande quantidade de porcelana não suportada e à falta de suporte de cor dos dentes.

Vantagens:
1. É muito conservador na sua preparação. Uma redução do esmalte de 0,5 mm ou menos é suficiente.
2. Excelente estética: As facetas de porcelana criam uma aparência dentária semelhante à vida.
3. Excelente biocompatibilidade: A tolerância ao tecido é excelente devido à superfície de porcelana altamente vidrada que proporciona uma menor acumulação de placa.
4. Os folheados de porcelana resistem à coloração.
5. Embora a faceta de porcelana seja frágil, é forte quando colada ao dente.

6. A ligação do folheado de porcelana gravada à superfície do esmalte é consideravelmente mais forte do que qualquer outro sistema de folheado.

Desvantagens:
1. A colocação de folheados é sensível do ponto de vista técnico
2. Os folheados não podem ser reparados depois de serem laminados ao esmalte
3. É difícil modificar a cor uma vez que os folheados estejam em posição na superfície do esmalte
4. O folheado frágil pode partir-se: Embora fortes quando coladas ao dente, as facetas de porcelana são extremamente frágeis durante as fases de try-in & cimentação
5. Incapacidade de ensaiar-cimento das restaurações: Não podem ser temporariamente retidas com um cimento provisório para efeitos de avaliação[63]

Avanços em Facetas Dentárias

Actualmente, a utilização de tecnologias adesivas permite preservar tanta estrutura dentária quanto possível, satisfazendo ao mesmo tempo as necessidades de restauração e os desejos estéticos do paciente. O desenvolvimento contínuo da cerâmica dentária oferece aos clínicos muitas opções para a criação de facetas de porcelana altamente estéticas e funcionais. Esta evolução dos materiais, da cerâmica e dos sistemas adesivos permite melhorar a estética do sorriso e a auto-estima do paciente.

Folheados feldspáticos

Os folheados laminados de porcelana sofreram uma evolução significativa. Actualmente, a sua utilização expandiu-se para além de uma simples cobertura para dentes anteriores, incluindo a cobertura de estruturas dentárias coronárias.

Os folheados feldspáticos são criados por camadas de vidro (dióxido de silício) em pó e materiais líquidos. O dióxido de silício, também referido como sílica ou quartzo, contém várias quantidades de alumina. Quando estes silicatos de alumínio são encontrados naturalmente e contêm várias quantidades de potássio e sódio, são referidos como feldspatos.

Os feldspatos são compostos principalmente de óxido de silício (60%-64%) e óxido de alumínio (20%-23%), e são tipicamente modificados de diferentes maneiras para criar vidro que pode depois ser utilizado em restaurações dentárias. Assim, o revestimento de porcelana consiste em cristais de fluorapatite num vidro de silicato de alumínio que pode ser estratificado no núcleo para criar a morfologia final e a tonalidade da restauração.

As propriedades mecânicas da porcelana feldspática são baixas, com uma resistência à flexão geralmente de 60 a 70 MPa. Devido à natureza dos materiais da matriz de vidro e à ausência de material do núcleo, as porcelanas de revestimento são muito mais susceptíveis à fractura sob tensão mecânica. Portanto, uma boa ligação, em combinação com uma subestrutura dentária mais rígida (esmalte), é essencial para reforçar a restauração.

Cerâmica à base de vidro

A cerâmica de vidro pode ser ideal para ser utilizada como material restaurador dentário. As suas propriedades mecânicas e físicas têm geralmente melhorado, incluindo o aumento da resistência à fractura, melhor resistência ao choque térmico, e resistência à erosão. A melhoria das propriedades depende da interacção dos cristais e da matriz vítrea, bem como do tamanho e quantidade de cristais. Os cristais mais finos geralmente produzem materiais mais fortes. Podem ser opacos ou translúcidos, dependendo da composição química e da percentagem de cristalinidade.

O aumento da resistência em cerâmica vítrea é conseguido através da adição de fillers apropriados que estão uniformemente dispersos pelo vidro, tais como alumínio, magnésio, zircónio, leucito, e lítio disilicato. Para revestimentos estéticos, as cerâmicas reforçadas por Leucite e Lithium Disilicate são normalmente indicadas pelas suas propriedades ópticas e porque são sensíveis aos ácidos.[64]

6.LASERS

Introdução

Lasers são a sigla para "amplificação de luz por emissão estimulada de radiação" nomeada em 1957 por Gordon Gould. O primeiro laser a ser utilizado foi o introduzido por Theodore Harold Maiman em 1960 foi o laser Ruby.[65] Existem três tipos principais de lasers a serem utilizados como instrumentos para a terapia cirúrgica na cavidade oral: O laser de neodímio - YAG (Nd: YAG), de árgon (Ar) e dióxido de carbono (CO2).[66] O princípio do laser foi o primeiro conhecido em 1917, quando o físico Albert Einstein descreveu a teoria da emissão estimulada. Os lasers na odontologia são considerados como uma nova tecnologia que está a ser utilizada na odontologia clínica para superar alguns dos inconvenientes colocados pelos procedimentos dentários convencionais.[67]

História dos Lasers

Em 1960, Theodore Maiman foi o primeiro cientista que demonstrou a função do laser e também desenvolveu um dispositivo laser funcional "conhecido como laser de rubi", feito de óxido de alumínio, que emitia um feixe de cor vermelha profunda. Em 1965, Stern e Sognnaes relataram que um laser de rubi podia vaporizar o esmalte e tinha efeitos térmicos sobre a polpa dentária.

Na década de 1970, os investigadores começaram a encontrar os usos clínicos orais dos tecidos moles do CO2 medicinal e do doped de neodímio: lasers de granada de alumínio ítrio (Nd:YAG). O primeiro laser que teve verdadeiramente aplicação tanto em tecidos moles como duros foi o laser de CO2, inventado por Patel em 1964. O laser Nd:YAG foi também desenvolvido em 1964 pela Geusic.

Em 1971, a primeira utilização de lasers em endodontia foi relatada pela Weichman and Johnson, uma vez que utilizam laser de CO2 infravermelho de alta potência para selar o forame apical *in vitro*. Desde então, as aplicações clínicas dos lasers continuam a aumentar rapidamente.[67]

Física laser

A luz é uma forma de energia electromagnética que se comporta como uma onda de partícula. A unidade básica desta energia é chamada como fotão.

A luz laser tem três propriedades principais que a diferenciam da luz normal. São elas:

1. **Colimação:** Refere-se ao feixe com limites espaciais específicos que asseguram que existe um tamanho e uma forma constantes do feixe que é emitido a partir da unidade laser.

2.   **Coerência:** Uma propriedade única dos lasers que afirma que têm frequência e comprimento de onda idênticos.

3.   **Monocromatismo:** A propriedade dos lasers que possui uma cor específica que é finamente focalizada.[65]

Classificação de Lasers

1. **Com base no material activo utilizado**
   - Lasers a gás
   - Lasers sólidos
   - Lasers líquidos
2. **Com base no comprimento de onda**
   - Radiação ionizante invisível
   - Visível
   - Radiação térmica invisível
3. **Com base no seu modo de funcionamento**
   - Contínuo
   - Pulsado
4. **Com base no seu fornecimento de energia**
   - Lasers de baixa potência
   - Lasers de potência média
5. **Com base em sistemas de entrega**
   - Guia de onda oca flexível ou tubos
   - Armas articuladas
   - Fibra Óptica
6. **Com base no uso clínico**
   - Para diagnóstico Ex: Fluorescência Laser, Doppler Flowmetry Laser
   - Para tratamento não cirúrgico
     Activação a laser do agente branqueador
     Activação a laser de materiais de fotopolimerização
   - Para tratamento cirúrgico
     Tecido mole
     Tecido duro
     Combinado[68]

Vantagens da Terapia Laser
1. Redução da ansiedade ou do medo do exercício
2. Redução do ruído do berbequim

3. Agulha-fear ou sem Anestesia Odontologia
4. Odontologia restaurativa sem a dormência do "lábio gordo" do tiro
5. Desensibilização dos dentes
6. Menos tempo de cadeira para muitos procedimentos
7. Tratamento mais rápido e melhor das doenças gengivais
8. Redução da necessidade de suturas
9. Novas abordagens para as infecções dentárias, que requerem menos antibióticos e medicação para a dor
10. Técnicas regenerativas que permitem menos extracções
11. Cura mais rápida e confortável
12. Menos dor associada à odontologia a laser em comparação com os tratamentos mais tradicionais
13. Menos sangramento e desconforto.[69]

Aplicações de Laser em Odontologia Pediátrica
Estas estão amplamente divididas em aplicações em tecidos duros e moles.

Aplicações em tecidos duros:
- Detecção de cárie por fluorescência induzida por laser
- Prevenção do esmalte e da cárie dentária
- Remoção de cárie
- Preparação da cavidade
- Selantes para Fossas e Fisossos
- Resinas de cura activadas por luz
- Coroas pediátricas a laser
- Branqueamento de dentes vitais e não vitais
- Fusão a laser de fractura de raiz vertical
- Remoção de materiais restauradores antigos
- Analgesia laser

- Movimento dentário ortodôntico
- Traumatologia Dentária.

Aplicações de tecidos moles:
- Exposição dos dentes para ajudar na erupção dentária
- Frenectomia
- Anquiloglossia
- Úlceras de Afthous
- Lesões de Herpes Labialis

- Quisto dentíguo
- Leukoplakia
- Tratamento de Mucocele
- Endodontia pediátrica
- Remodelação gengival e Gingivectomia.[68]

Laser em Estética

I. Coroa Pediátrica a Laser

Jacboson (2003) revelou a técnica contemporânea da execução de coroas pediátricas a laser. Biolase está preparado para começar a cortar a camada superficial do esmalte. Os cortes iniciais são feitos com uma definição de 5,5 watts, 65% de ar e 55% de água. As coroas devem ser preparadas com as mesmas especificações que no método convencional. No entanto, a superfície do dente é deixada áspera e não lisa. As paredes bucal, lingual, mesial e distal não requerem um cone oclusal. Os rebaixos são colocados para melhorar a ligação da coroa de resina. Esta técnica elimina a anestesia local, proporcionando assim um óptimo conforto e cumprimento por parte do paciente.[68]

II. Branqueamento a laser

O objectivo do branqueamento a laser é conseguir um processo de branqueamento de potência utilizando a fonte de energia mais eficiente, evitando ao mesmo tempo efeitos adversos. A utilização do laser de árgon de 488 nm como fonte de energia para excitar a molécula de peróxido de hidrogénio oferece mais vantagens do que outros instrumentos de aquecimento. O laser de árgon excita rapidamente a já instável e reactiva molécula de peróxido de hidrogénio; a energia é então absorvida em todos os intermoleculares e atinge as vibrações de eigenstate. Os lasers podem melhorar o branqueamento por foto-oxidação de moléculas coloridas nos dentes ou por interacção com os componentes do gel branqueador através de reacções fotoquímicas. O resultado é uma superfície dentária visualmente branqueada.[67]

Protocolos gerais para o branqueamento a laser:
- Rever o hábito oral e o historial de saúde do paciente, estilo de vida e expectativas

- Tirar um registo fotográfico
- Discutir a sensibilidade do tratamento possível
- Discutir a combinação de branqueamento de escritório e branqueamento doméstico
- O kit de primeiros socorros deve conter antioxidantes
- Equipamento de protecção de montagem e óculos de protecção ocular de segurança
- A aplicação da barragem de borracha é obrigatória.

Questões de segurança no branqueamento com laser:
• Formação especial para o funcionamento do equipamento e utilização de protecção especial dos olhos
  com lentes cor-de-laranja é obrigatório.
• Manusear o peróxido de hidrogénio com extrema cautela com uma técnica de isolamento bem protegida.[68]

Limitações de Lasers
- Requer formação e educação adicionais para várias aplicações clínicas e tipos de lasers.
- Custo elevado necessário para adquirir equipamento, implementar tecnologia e investir na educação necessária.
- Pode ser necessário mais do que um laser, uma vez que são necessários comprimentos de onda diferentes para vários procedimentos.[67]
- Os óculos de protecção de comprimento de onda específico devem ser sempre fornecidos e usados de forma consistente pela equipa dentária, paciente, e outros observadores presentes durante a utilização do laser.
- Ao utilizar lasers dentários, é imperativo que o médico e os auxiliares adiram ao protocolo de controlo de infecções e utilizem sucção de alta velocidade, uma vez que o aerossol vaporizado pode conter partículas de tecido infecciosas.[70]

CONCLUSÃO

Na odontologia restaurativa, a escolha do material restaurador correcto é uma das variáveis primárias que determinam o seu sucesso. Particularmente nos últimos anos, tem sido feita muita investigação sobre a odontologia restaurativa. Isto resultou numa série de desenvolvimentos positivos e proporcionou aos dentistas assistência na selecção dos materiais e métodos correctos. A fim de diminuir os efeitos negativos de um material, temos de conhecer bem as suas propriedades físicas, biológicas e clínicas.

Muitos novos desenvolvimentos ocorreram na medicina dentária restaurativa de crianças nos últimos anos. É necessário desenvolver uma compreensão clara das características únicas, forças, fraquezas e requisitos de cada material disponível para se poder aplicar o material certo à situação certa. Juntamente com o desenvolvimento de material restaurador mais recente, o pedodontista tem uma vasta gama de coroas estéticas disponíveis para a restauração dos dentes anteriores primários. Mas a maioria destas coroas são fabricadas apenas para dentes anteriores primários do maxilar. A beleza da coroa estética dependerá do conhecimento do clínico, do comportamento da criança, da retenção da coroa e da manutenção adequada da higiene oral.

A estética tornou-se hoje um conceito respeitável na medicina dentária. No passado, a importância da estética era descontada a favor de conceitos como a função, a estrutura e a biologia. Mas o impacto da estética deve ser sempre considerado no plano de tratamento, uma vez que tem um papel vital na saúde geral geral da criança e no seu bem-estar psicológico. A vasta gama actual de corvos estéticos e materiais restauradores disponíveis ajuda-nos a satisfazer a satisfação e aceitação dos pais em termos de estética. O desenvolvimento contínuo dos materiais existentes irá torná-los mais fáceis de utilizar com propriedades melhoradas. O desenvolvimento em novas direcções irá provavelmente acrescentar materiais à carteira de selecção nos próximos anos.

A actual era da medicina dentária baseia-se extensivamente em princípios estéticos devido às crescentes exigências dos pacientes. Um dentista restaurador deve tentar satisfazer estas exigências, ao mesmo tempo que considera simultaneamente o estatuto sócio-económico do paciente.

REFERÊNCIAS

1. Karri A, Bargale S, Shah S, Ardeshana A. Coroas Estéticas na Dentição Primária Reestabilizando o Sorriso Inocente. Journal of Advanced Medical and Dental Sciences Research 2015; 3(3): 46-52.

2. Sahana S, Vasa AA, Sekhar R. Coroas Estéticas para Dentes Primários: Uma revisão. Anais e Essências da Odontologia 2010; 2(2): 87-89.

3. Indira MD, Dhull KS, Nandlal B, Praveen Kumar PS, Dhull RS. Restauração Biológica em Odontologia Pediátrica: Uma Breve Perspectiva. International Journal of Clinical Pediatric Dentistry 2014; 7(3): 197-201.

4. Chaudhary N, Ahlawat B, Kumar A, Laxmi V, Bhardwaj V. FRAGMENTO DE COROA DE REIMPLANTAÇÃO EXTRAÍDO: A ABORDAGEM CONSERVADORA. Revista Indiana de Investigação Científica 2015; 6(2): 163-170.

5. Kumar N, Srivastava S, Majumdar DSP, Loomba K. Veneer in Restorative Dentistry. Asian Journal of Oral Health & Allied Sciences 2012; 2(1): 17-25.

6. Lassila LVJ, Garoushi S, Tanner, J, Vallittu P, e Soderling. E. Aderência de *Streptococcus mutans* a Materiais Compostos de Enchimento de Fibra Reforçada e Materiais Restauradores Convencionais. Open Dent J. 2009; 3: 227-232.

7. Kisby L. Um novo material restaurador para a Odontologia Pediátrica. Journal of American Academy of Pediatric Dentistry. 2016; 35(2): 101-102.

8. Davidson CL. Avanços em Cimentos de Ionómero de Vidro. Journal of Applied Oral Science 2006; 14(Sp. Issue): 3-9.

9. Nagaraja UP, Kishore G. Glass Ionomer Cement- The Different Genarations. Tendências em Biomateriais e Órgãos Artificiais 2005; 18(2): 158-164.

10. Tyas MJ, Burrow MF. Materiais Restauradores Adesivos: Uma revisão. Australian Dental Journal 2004; 49(3): 112-121.

11. Berg JH. Cimentos de ionómero de vidro. Journal of American Academy of

Pediatric Dentistry 2002; 24(5): 430-438.

12. Francisconi LF, Scaffa PMC, Barros VR, Coutinho M, Francisconi PAS. Cimentos de ionómero de vidro e o seu papel nas restaurações de lesões cervicais não cariocas. Journal of Applied Oral Science 2009; 17(5): 364-369.

13. Lohbauer U. Cimentos de ionómero de vidro dentário como materiais de enchimento permanente? - Propriedades, Limitações e Tendências Futuras. Ciência dos Materiais de Acesso Aberto 2010; 3(1):76-96.

14. Raghu R, Srinivasan R. Glass Ionomer Restoration. In: Raghu R, editor. Clinical Operative Dentistry Principles and Practice, 1st ed. Banglore: EMMES Medical Publishers; 2009.p.364-384.

15. Cho SY, Cheng AC. A Review of Glass Ionomer Restorations in the Primary Dentition. Journal of Canadian Dental Association 1999; 65(9): 491-495.

16. Nicholson JW. Cimentos de Ionómero de Vidro em Odontologia: A Posição Actual. O Pensamento Científico e a Prática Clínica.

17. Monte GJ, Ngo H, Byrant RW. Materiais e Técnicas Restaurativas Modernas. In: Tandon S, editor. Livro de texto de Pedodontics, 2nd ed. Nova Deli: Paras Medical Publisher; 2009. P.329-327.

18. Rizzante, Fabio Antonio Piola, et al. "Indicações e técnicas restaurativas para cimento de ionómero de vidro. Journal of South Brazilian Dentistry 2015; 12(1): 79-87.

19. Marwah N. Materiais Restauradores de Uso Comum em Odontologia Pediátrica. Em Marwah N, editor. Livro de texto de Odontologia Pediátrica, 3rd ed. Nova Deli: Jaypee Brothers Medical Publishers; 2014. P.230-268.

20. Mc Lean JW, Nicholson JW, Wilson AD. Nomenclatura proposta para cimentos dentários de glasionomer e materiais relacionados. Quintessence International 1994; 25(9): 587-589.

21. Berg JH. A continuação de materiais restauradores em odontologia pediátrica - uma revisão para o clínico. Journal of American Academy of Pediatric Dentistry 1998; 20(2): 93-100.

22. Croll TP, Nicholson JW. Cimentos de ionómero de vidro em odontologia pediátrica: revisão da literatura. Journal of American Academy of Pediatric Dentistry 2002; 24(5): 423-429.

23. Donly Kevin J, Gracia-Godoy F. O uso de compósito à base de resina nas crianças. Journal of Pediatric Dentistry 2002; 24(5): 480-488.

24. Margeas RC. Composite Restoration Esthetics. http://www.ineedce.com/courses/1764/PDF/CompositeRestorationEsthetics.pdf Última avaliação em 12-Ago-2016.

25. Raghu R, Srinivasan R. Composite Resin Restorations. In: Raghu R, editor. Clinical Operative Dentistry Principles and Practice, 1st ed. Banglore: EMMES Medical Publishers; 2007.p. 323-362.

26. Robertson TM, Heymann HO, Ritter AV. Introdução ao compósito. In: Robertson TM, Heymann HO, Swift E, editores. Sturdevant's Art and Science of Operative Dentistry, 5th ed. Nova Deli: Elsevier; 2006.p. 500-522.

27. Cramer NB, Stansbury JW, Bowman CN. Avanços recentes e desenvolvimentos em Material Composto Dentário Restaurador. Journal of Dental Research 2011; 90(4): 402-416.

28. Margolis Fred S. Compostos fluíveis: Estética para os tots e adolescentes. International Dentistry- African Edition 2011; 3(1): 4-11.

29. Zimmerli B, Strub M, Jeger F, Stadler O, Lussi A. Materiais compósitos: Composição, propriedades e aplicações clínicas. Schweiz Monatsschr Zahnmed 2010; 120: 972-979.

30. Kalra S, Singh A, Gupta M, Chadha V. Ormocer: Um material restaurador estético directo; Um estudo in vitro comparando a capacidade de vedação marginal de

cerâmica organicamente modificada e um compósito híbrido utilizando um agente de ligação à base de ormocer e um agente de ligação convencional de quinta geração. Contemporary Clinical Dentistry 2012; 3(1): 48-53.

31. Akbay Oba A, Saroglu, Sonmez I, Sari S. Avaliação Clínica de um Compômero Colorido em Molares Primários. Princípios e Prática Médica 2009; 18: 3134.

32. Shen C. Cimentos Dentários In: Anusavice KJ, editor. Phillips' Science of Dental Materials, 11th ed. Nova Deli: Elsevier; 2004.p. 443-493.

33. Najma Hajira NSW, Meena N. Giomer- The Intelligent Particle (Nova Geração de Cimento de Ionómero de Vidro). International Journal of Dentisry and Oral Health 2015; 2(4):1-5.

34. Arora V, Bogra P. Giomer- Um novo material restaurador estético. Journal of Conservative Dentistry 2002; 5(4): 149-155.

35. Mittal kumar G, Verma A, Pahuja H, Agarwal S, Tomar H. Coroas estéticas em Odontologia Pediátrica: Uma revisão. International Journal of Contemporary Medical Research 2016; 3(5): 1280-1282.

36. Tote Jyoti V. et al. Coroas Estéticas Posteriores em Odontologia Pediátrica. International Journal of Dental and Medical Research 2015; 1(6): 197-201.

37. Garg V, Panda A, Shah J, Panchal P. Crowns in Pediatric Dentistry: Uma Revisão. Journal of Advanced Medical and Dental Sciences Research 2016; 4(2): 41-46.

38. Saha R, Malik P. Odontologia estética pediátrica: uma revisão. European Journal of Pediatric Dentistry 2012; 13(1): 6-12.

39. Restaurações Semi-permanentes Tandon S. Em Tandon S, editor. Textbook of Pedodontics, 2nd ed. Hyderabad: Paras Medical Publisher; 2009.P. 357-373.

40. Belcheva A. REAJUSTAMENTO DE INCISORES PERMANENTES FRACTADOS EM CRIANÇAS ESCOLAS (REVISÃO). Journal of IMAB-Annual Proceeding (Scientific Papers) 2008; 14(2): 97-100.

41. Wadhwani KK, Hasija M, Meena B, Wadhwa D, Yadav R. Biological Restorations: Opção de reencarnação para dentes gravemente mutilados. European Journal of General Dentistry 2013; 2(1): 62-66.

42. Correa P, Alcantara CEPD, Cal das MV, Botelho AM, Tavano KTA. "Restauração Biológica": Canal Raiz e Reconstrução Coronal. Compilação de Periódicos 2010; 22(3): 168-177.

43. Kumar P, Maheshwari U. Reintegração de fragmento de dentes anteriores, uma alternativa estética: Relato de um caso. Journal of Oral Health Research 2010; 1(3): 9396.

44. Vedpathak R, Mute W, Shenooi P. Retirada imediata de fragmento de dente fracturado usando poste prefrabricado e compósito - Um relato de caso. ENDODONTOLOGY. 156-159.

45. Surya Kumari NBP, Sujana V, Sunil CHR, Satyanarayana R. Reattachemnt de dente complicado. Contemporary Clinical Dentistry 2010; 3(2): 242-244.

46. Jain S, Kaur H, Chopra N. Immediate Natural Tooth Pontic: Um Novo Aspecto em Periodontia. Universal Research Journal of Dentistry 2015; 5(1): 42-44.

47. Purra AR, Mushtaq M. Substituição estética de um dente anterior usando o dente natural como um pôntico; uma técnica inovadora. The Saudi Dental Journal 2013 Jul; 25(3): 125-128.

48. Senthil Rajan RS, Senthil Kumar T, Kripal K, Sanghani NN. Natural Tooth Pontic - Natural Way of Preservation. Research Journal of Pharmaceutical, Biological and Chemical Sciences2014; 5(3): 227-282.

49. Bhargava S, Namdev R, Dutta S, Tiwari R. Temporização fixa imediata com um pôntico de coroa de dente natural após falha de replantio. Odontologia Clínica Contemporânea 2011; 2(3): 226-229.

50. Marques NCT, Gurgel CV, Fernandes AP, Lima MC, Machado MAAM, Soares S *et al.* Reabilitação Protética em Crianças: Uma Técnica Clínica Alternativa

2013.

51. Rami Reddy MS, Chandrashekhar BR, Chaukse A. Retention Appliances-A Review. International Journal of Dental Clinics 2010; 2(3):31-36.

52. Marwah N. Componentes de Aparelhos Ortodônticos Removíveis. Em Marwah N, editor. Livro de texto de Odontologia Pediátrica, 3rd ed. Nova Deli: Jaypee Brothers Medical Publishers; 2014. P.461-469.

53. Kirtaniya BC, Kaur J, Lyall BS, Pathania V. Arco Palatal de Nance Modificado: Uma Abordagem Estética aos Teetos Anteriores Desaparecidos - Um Relato de Caso. Revista indiana de Ciências Dentárias 2015; 7(2): 54-56.

54. Tandon S. Early Orthodontic Intervention (Intervenção Ortodôntica Precoce). Em Tandon S, editor. Textbook of Pedodontics, 2nd ed. Hyderabad: Paras Medical Publisher; 2009.P. 466-490.

55. Joybell CC, Ramesh K, Simon P, Mohan J. Reabilitação dentária de uma criança com cáries na primeira infância utilizando o aparelho de Groper. Journal of Pharmacy and Bioallied Sciences 2015; 7(2): 704-707.

56. Tayab T, Shetty A, Kayalvizhi G. As Aplicações Clínicas dos Compósitos Reforçados com Fibra em todas as Especialidades da Medicina Dentária uma Visão Geral. International Journal of Composite Materials 2015; 5(1): 18-24.

57. Kargul B, Caglar E, Kabalay U. Resina Composta Reforçada com Fibra de Vidro como Mantenedores de Espaço Fixo em Crianças: Acompanhamento Clínico de 12 meses. Journal of Dentistry for Children 2005; 72(3):109-112.

58. Joiner A. O branqueamento dos dentes: Uma revisão da literatura. Journal of Dentistry 2006; 34: 412-419.

59. Dubey A, Avinash A, Bhat SS, Baliga MS. Estrelas cintilantes: Revisão literária sobre branqueamento dentário em crianças. Revista Indiana de Investigação e Revisão Dentária 2012; 35-37.

60. Lee SS, Zhang W, Harvey Lee D, Li Y. Branqueamento Dentáric em Crianças eAdolescentes: Uma Revisão da Literatura. Pediatriav Dentistry 2005; 27(5): 362-368.

61. Khatri A, Nandlal B. Uma técnica de facetas indirectas para o tratamento simples e estético de dentes anteriores hipoplásicos. Contemporary Clinical Dentistry 2010; 1(4): 288-290.

62. Belcheva A. Reconstrução de Incisivos Permanentes Fraturados em Crianças Escolares Utilizando Facetas Laminadas (Revisão). Journal of International Medical Association Bulgaria 2008; 14(2): 101-104.

63. Facetas Laminadas de Porcelana Ahmed T: Um Procedimento Estético Minimamente Invasivo. Journal of Evolution of Medical and Dental Sciences 2013; 2(45): 8856-8859.

64. Pini NP, Aguiar FHB, Leite Lima DAN, Lovadino JR, Terada RSS, Pascotto F.C. Avanços nas facetas dentárias: materiais, aplicações e técnicas. Odontologia Clínica, Cosmética e de Investigação 2012; 4: 9-16.

65. Shajahan PA, Kumar RP, Hariprasad A, Mathew J, Shaji AP, Ahammed MF. Lasers: A Varinha de Condão Mágica em Odontologia Estética!! Journal of International Oral Health 2015; 7(6): 119-121.

66. Neena IE, Poornima P, Edagunji G, Roopa KB, Bharath KP. Lasers em Odontologia Pediátrica. International Journal of Comtemporary Dental and Medical Reviews 2015; 29(4): 1-4.

67. David CM, Gupta P. Lasers em Odontologia: Uma Revisão. International Journal of Advanced Health Sciences 2015; 2(8): 7-13.

68. Shanthi M. Laser Predcience em Odontologia Pediátrica. International Journal of Scientific Study 2015; 3(2): 197-203.

69. Weiner GP. Lasers em Odontologia Clínica. Clínicas Dentárias da América do Norte 2004; 48(4): 1105-1126.

70. Políticas de Saúde Oral. Política sobre a utilização de Lasers para Pacientes Dentários Pediátricos. American Academy of Pediatric Dentistry 2013; 37(6): 79-81.

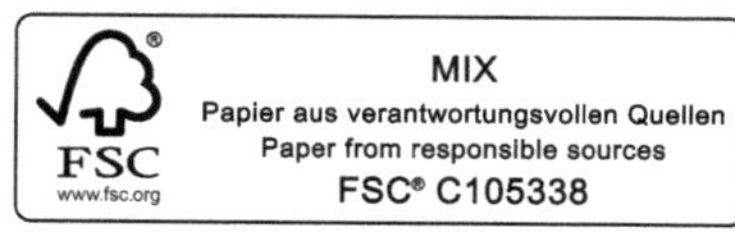

Printed by Books on Demand GmbH, Norderstedt / Germany